河南中医药大学第一附属医院
全国名老中医药专家传承工作室建设项目成果

当代名老中医临证精粹丛书·第一辑

总主编 朱明军

郑绍周补肾解毒法论治多发性硬化

主编 武继涛 赵铎 王丹

全国百佳图书出版单位
中国中医药出版社
·北京·

图书在版编目（CIP）数据

郑绍周补肾解毒法论治多发性硬化 / 武继涛，赵铎，王丹主编 .—北京：中国中医药出版社，2021.12

（当代名老中医临证精粹丛书 . 第一辑）

ISBN 978 – 7 – 5132 – 7303 – 9

Ⅰ . ①郑…　Ⅱ . ①武… ②赵… ③王…　Ⅲ . ①多发性硬化症–补肾–中医疗法–经验–中国–现代 ②多发性硬化症–解毒–中医疗法–经验–中国–现代　Ⅳ . ① R277.745

中国版本图书馆 CIP 数据核字（2021）第 233102 号

中国中医药出版社出版

北京经济技术开发区科创十三街 31 号院二区 8 号楼

邮政编码　100176

传真　010-64405721

三河市同力彩印有限公司印刷

各地新华书店经销

开本 880 × 1230　1/32　印张 4.5　字数 85 千字

2021 年 12 月第 1 版　2021 年 12 月第 1 次印刷

书号　ISBN 978 – 7 – 5132 – 7303 – 9

定价　39.00 元

网址　www.cptcm.com

服 务 热 线　010–64405510

购 书 热 线　010–89535836

维 权 打 假　010–64405753

微信服务号　zgzyycbs

微商城网址　https：//kdt.im/LIdUGr

官 方 微 博　http：//e.weibo.com/cptcm

天猫旗舰店网址　https：//zgzyycbs.tmall.com

如有印装质量问题请与本社出版部联系（010–64405510）

《当代名老中医临证精粹丛书·第一辑》
编委会

本书编委会

主　审　郑绍周

主　编　武继涛　赵　铎　王　丹

副主编　郭迎树　贺　燕　王　燕　王全民

编　委　丁艳怡　马运华　弓泽方　王方玉

李晓柯　李强隆　陈　鹏　张静玲

屈　楠　贺从从　骆书庆　赵浩林

高莺平　秦国燕

总序 1

中医药学博大精深，具有独特的理论体系和疗效优势，是中国传统文化的瑰宝，也是打开中华文明宝库的钥匙，为中华民族的繁衍昌盛做出了不可磨灭的巨大贡献。当下，中医药发展正值天时地利人和的大好时机，“传承精华，守正创新”是中医药自身发展的要求，也是时代主题。党和国家高度重视中医药事业的发展，陆续出台了一系列扶持中医药传承工作的政策，以推动名老中医经验传承工作的开展。

河南地处中原，天地之中，人杰地灵。中原大地曾经孕育了医圣张仲景，时代变迁，医学进步。河南中医药大学第一附属医院经过近70年的发展，涌现出了一大批中医药大家、名家，这些名老中医几十年勤于临床，他们奉献了毕生心血，专心临床，服务人民。为更好地传承学习这些名家的学术思想，医院组织撰写了《当代名老中医临证精粹丛书》。该丛书汇集了河南中医药大学第一附属医院名老中医毕生宝贵经验，从临证心得、遣方用药、特色疗法等不同方面反映了老中医们的学术思想。他们之中很多人早已享誉医坛、造福一方，在省内乃至全国均有较大的影响。如国医大师李振华，全国名中医崔公让、丁樱，全国中医药高校教学名师赵文霞等，这些中医专家在内、外、妇、儿等疾病治疗和学术研究等方面均有很高建树。

该丛书内容丰富、实用，能为后来医者开阔思路、指明方向，为患者带来福音，对中医药事业的发展可谓是一件幸事。相信这套丛书的出版，一定会受到医者的青睐，各位名老中医的学术思想和临证经验一定会得到更好的继承和发扬。

整理名老中医的学术思想和临床经验并付梓出版，是中医药传承创新的最好体现，也是名老中医应有之责任和自我担当。值此盛世，党和国家大力支持，杏林中人奋发向上，定能使中医药事业推陈致新，繁荣昌盛，造福广大人民健康，是以为序。

中央文史研究馆馆员

中国工程院院士

中国中医科学院名誉院长

王永炎

2021年9月

总序 2

名老中医是中医队伍中学术造诣深厚、临床技艺高超的群体，是将中医理论、前人经验与当今临床实践相结合的典范。对于名老中医学术思想和临证经验的传承和发扬，不仅是培养造就新一代名医，提高临床诊治水平的内在需求，也是传承创新发展中医药学术思想工作的重要内容，更是推动中医药历久弥新、学术常青的内在动力。我在天津中医药大学和中国中医科学院任职期间都将此事作为中医药学科建设和学术发展的重要内容进行重点规划和落实，出版了系列的专著。留下了几代名老中医殊为宝贵的临床经验和学术思想，以此告慰前辈而无愧。

河南地处中原，是华夏文明的发祥地，也是中医药文化发生、发展的渊薮。历史上河南名医辈出，为中医学的发展做出了重要贡献。南阳名医张仲景的《伤寒杂病论》及其所载经方，更是被历代医家奉为经典，历代研习者不计其数，正所谓“法崇仲景思常沛，医学长沙自有真”。此后，攻下宗师张从正、医学泰斗滑寿、食疗专家孟诜、伤寒学家郭雍、温病学家杨栗山、本草学家吴其濬等名医名家，皆出自于河南。据考，载于史册的河南名医有一千多人，流传后世的医学著作六百余部，这是河南中医的珍贵财富。

河南中医药大学第一附属医院始建于 1953 年，建院至今先后涌现出李振华、袁子震、吕承全、李秀林、李普、郑颉云、黄明志、张磊等一批全国知名的中医大家。医院历届领导均十分重视名老中医药专家的学术经验传承工作，一直投入足够的财力和人力在名老中医工作室的建设方面，为名老中医药专家学术继承工作铺路、搭桥，为名老中医培养继承人团队。医院近些年来乘势而上，奋发有为，软硬件大为改观，服务能力、科研水平及人才培养都取得令人瞩目的成绩。特别是坚持中医药特色和优势，在坚持传承精华，守正创新方面更是形成了自己的特色。集全院力量，下足大功力，所编著的《当代名老中医临证精粹丛书》的出版就是很好的例证。

该丛书内容详实、治学严谨，分别从医家小传、学术精华、临证精粹、弟子心悟等四个章节，全面反映了诸位名老中医精湛的医术和深厚的学术洞见，结集出版，将极大有益于启迪后学同道，故乐为之序。

中国工程院院士

天津中医药大学　名誉校长

中国中医科学院　名誉院长

2021年9月于天津团泊湖畔

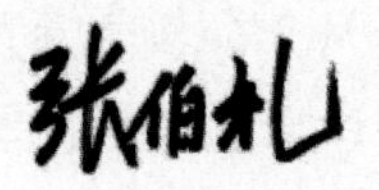

总序3

欣闻河南中医药大学第一附属医院与中国中医药出版社联合组织策划编写的《当代名老中医临证精粹丛书》即将出版，内心十分高兴，入选此套丛书的专家均为全国老中医药专家学术经验继承工作指导老师，仔细算来这应该是国内为数不多的以医院出面组织编写的全国名老中医临证经验丛书，可见河南中医药大学第一附属医院对名老中医专家经验传承工作的高度重视。

河南是中华民族灿烂文化的重要发祥地，也是中医药文化的发源地、医圣张仲景的诞生地。自古以来就孕育培养了诸多中医名家，如张仲景、王怀隐、张子和等；也有很多经典中医名著流芳千古，如《黄帝内经》《伤寒杂病论》《太平圣惠方》《儒门事亲》等；中华人民共和国成立后，国家中医药管理局开展全国名老中医药专家学术经验继承指导工作及全国名老中医药专家工作室建设，更是培养出一大批优秀中医临床人才和深受百姓爱戴的知名医家。实践证明，全国老中医药专家学术经验继承工作是继承发扬中医药学，培养造就高层次中医临床人才和中药技术人才的重要途径，是实施中医药继续教育的重要形式。这项工作的开展，加速了中医药人才的培养，推进了中医药学术的研究、继承与发展。

作为河南中医药事业发展的排头兵，河南中医药大学第一附属医院汇集了众多知名医家。这套丛书收录了河南中医药大学第一附属医院名老中医的特色临证经验（其中除国医大师李振华教授、全国名老中医冯宪章教授仙逝外，其余均健在）。该丛书的前期组织策划和编写工作历时近两年，期间多次修订编纂，力求精心打造出一套内容详实，辨证精准，笔触细腻的中医临床经验总结书籍。相信通过这套丛书的出版一定能给广大中医工作者和中医爱好者带来巨大收益，同时也必将推进我省中医药学术的研究、继承与发展。有感于此，欣然为序。

最后奉诗一首：

中医一院不寻常，
诸位名师泛宝光。
继往开来成大统，
章章卷卷术精良。

国医大师　张磊

2021 年 10 月

丛书编写说明

河南中医药大学第一附属医院经过近70年栉风沐雨的发展，各方面建设都取得了长足的发展，特别是在国家中医药管理局开展全国名老中医药专家学术经验继承指导工作及全国名老中医药专家工作室建设工作以来，更是培养了一大批优秀的中医临床人才和深受百姓爱戴的知名专家，为了更好地总结、凝练、传承这些大家、名医的学术思想，展现近20年来我院在名老中医药传承工作中取得的成果，医院联合中国中医药出版社策划编撰了本套丛书。

该丛书囊括我院内、外、妇、儿等专业中医名家的临证经验，每位专家经验独立成册。每册按照医家小传、学术精华、临证精粹、弟子心悟等四个章节进行编写。其中“医家小传”涵盖了医家简介、成才之路；“学术精华”介绍名老中医药专家对中医的认识、各自的学术观点及自身的独特临证思想；“临证精粹”写出了名老中医药专家通过多年临床实践积累的丰富而宝贵的经验，如专病的临床诊疗特点、诊疗原则、用药特点、经验用方等；“弟子心悟”则从老中医们传承者的视角解读对名老中医专家中医临证经验、中医思维及临床诊疗用药的感悟，同时还有传承者自己的创新和发挥，充分体现了中医药传承创新发展的基本脉络。

本套丛书着重突出以下特点：①注重原汁原味的传承：

我们尽可能地收集能反映名老中医药专家成长、成才的真实一手材料，深刻体悟他们成长经历中蕴含的学习中医的心得，学术理论和临床实践特色形成的背景。②立体化、全方位展现名老中医学术思想：丛书从名老中医、继承者等不同角度展现名老中医专家最擅长疾病的诊疗，结合典型医案，系统、全面地展现名老中医药专家的学术思想和临证特色。

希望本套丛书的出版能够更好地传播我院全国名老中医专家毕生经验，全面展现他们的学术思想内涵，深入挖掘中医药宝库中的精华，为立志传承岐黄薪火的新一代医者提供宝贵的学习经验。为此，丛书编委会的各位专家本着严谨求实、保质保量的原则，集思广益，共同完成了本套丛书的编写，在此谨向各位名老中医专家及编者表示崇高的敬意和真诚的谢意！

丛书在编写的过程中，得到了王永炎院士、张伯礼院士、国医大师张磊教授等老前辈的指导和帮助，在此表示衷心的感谢和诚挚的敬意！

河南中医药大学第一附属医院

2021 年 8 月 30 日

本书前言

郑绍周教授从事中医临床、教学、科研近60年，是河南省中医脑病事业的开创者，曾任国家中医药管理局重点学科中医脑病学科学术带头人，获得过首届河南省中医事业终身成就奖，是国家中医药管理局遴选的第三批、第四批全国老中医药专家学术经验继承工作指导老师，第三批全国名老中医药专家传承工作室指导老师。

郑绍周教授临证擅长脑病、发热和肿瘤，近20年对中医治疗多发性硬化颇有心得。遵照恩师要求，本书主要介绍其20多年来治疗多发性硬化的经验。该书分为医家小传、学术精华、临证精粹和弟子心悟四部分，所有内容均是郑绍周教授临证经验和学术观点的真实反应。先生反复叮嘱我们务必真实记录、客观表达，不做文章润色和思想拔高。书中所载的用药经验和临证体会均整理自郑教授口述，如能启发后学则为作者荣幸，如有不同见解，也权当学术交流。

由于编者水平有限，加之时间仓促，书中难免有疏漏之处，敬请广大读者提出宝贵意见，以便进一步修订完善。

编委会

2021年9月25日

目 录

第一章 医家小传

第二章 学术精华

第三章 临证精粹

第四章 弟子心悟

第一章 医家小传

郑绍周，男，河南省内黄县人，河南中医药大学第一附属医院脑病科主任医师，国家中医药管理局重点学科中医脑病学科学术带头人。首届河南省中医事业终身成就奖获得者，第三批、第四批全国老中医药专家学术经验继承工作指导老师。

郑绍周1964年毕业于河南中医学院（现河南中医药大学），先后工作于三门峡黄河医院中医科、河南中医学院中医内科教研室和伤寒教研室，后调任河南中医学院第一附属医院急诊科主任，20世纪90年代创办该院脑病科并工作至今。郑绍周从事中医临床工作57年，在中医药治疗中风、痿证、痫证、内伤发热、恶性肿瘤等方面颇有建树。20世纪90年代中期，郑绍周在中医脑病界较早提出了“补肾益气”法治疗缺血性中风，近年来提出并系统阐释了“肾虚致病”理论，提出以“补肾解毒通络法”治疗多发性硬化的独特理论。

在科研方面，郑绍周教授作为主要承担者，完成了十几项省部级、厅局级课题，发表论文60余篇，主编《中风急症》《中医内科急症临床》《慢性肺源性心脏病》等著作；在学术方面，郑绍周教授倡导“衷中参西、以中为主”；在人才培养方面，郑绍周教授注重师承，迄今已培养出中医脑病硕士、博士研究生30余名，学术继承人5名。

一、艰辛成长，笃实好学

郑绍周生于1938年1月。当时正值日军侵华，遍地萧瑟，民不聊生。父母在河南、河北交界一带颠沛流离，在他7个月大的时候，父亲因急性霍乱而撒手人寰，母亲带着幼小的他回到老家艰苦度日。他自幼便失去了父亲的保护和依靠，也注定了他从小就要自立自强。

勤劳的母亲通过为乡村四邻做一些裁缝活补贴家用，寒冬里双手被冻得满是冻疮和血痂，一个人艰难地将郑绍周抚养长大。郑母是一个善良的人，虽生活贫苦，却不忘向有难之人伸出援助之手。郑母常常省吃俭用，接济那些逃荒乞讨的苦命人，并常常教导年幼的郑绍周，要心存善念，多多帮助他人。抗战胜利后，全国各地开始建学堂，郑母意识到只有读书识字才能摆脱贫困，成为一个对国家、对社会有用的人。9岁那年，郑绍周被母亲送入学堂，从此开启了他的漫漫求知路。“母亲是我成长中的第一位人生良师，她不仅生我养我，也教我自立、自强，与人为善、乐于助人就是她打在我身上烙印。”每每提及母亲，郑教授总是如是评价。

在上学期间，郑绍周就以囊萤映雪、闻鸡起舞等勤奋好学的典故激励自己。勤奋好学的他对学校的每门功课都兴致盎然，常是第一个去学校、最晚一个离开学校的人。那时的郑绍周经常在放学后帮母亲种地，帮别人家放羊以补贴家用。有一次他放羊时看书入了迷，到傍晚准备回家时才发现丢了两只羊，又急又怕的他愣是跑了大半夜把羊找到，物归原主后还要回家挑灯学习，不敢耽误次日的功课。学校的老师看到如此勤奋好学的学生，深受感动，常常将自己的藏书借与他。郑绍周也因此在少年时期读了很多古典文化著作，为今后的中医理论学习打下了坚实的传统文化基础。

在郑绍周人生成长的历程中，堂兄郑学诗给予了他莫大的帮助。在他 12 岁那年，因交不起学费而辍学，决定帮助母亲扛起家庭的重负，而堂兄郑学诗闻讯赶来，不顾自家生活拮据，凑足学费帮堂弟重返学校。后来，在堂兄无私的帮助下，郑绍周的学业得以顺利进行，直至考上大学。堂兄学诗也是一位正直善良的人，常常帮助有困难的乡里乡亲，被村民推举负责调解乡里纠纷，加之为人宽厚、处事公道，在村中有很高的威望。堂兄的处事方式也深深地影响着少年时期的郑绍周。在此后的工作和生活中，郑绍周也一直秉承着这种宽以待人、正直善良的处世态度，受到大家的尊敬和爱戴。

郑绍周中学时期喜欢文学、历史，酷爱书法，高考时报考了北京某知名大学文学系。但因某些原因未能如愿，后经组织调查并落实政策后补录至河南中医学院，由此开启了他数十年的从医生涯。

二、勤求古训，进德修业

1959 年，郑绍周考入河南中医学院，自幼生活的贫苦让他十分珍视来之不易的学习机会。当时的河南中医学院建校不久（1958 年建校），与如今的河南中医药大学第一附属医院同在人民路院区，学校和医院内云集了许多中原地区的中医名家。那时学院的学生在上课之余，就可以跟随名师临床，周末和节假日更是可以全天侍诊名医。在这样的环境下，年轻的郑绍周很快就对中医学着了迷。他亲眼看见前辈们用高超的医术为百姓解决顽疾，也被老师们高尚的医德所感动。

郑绍周回忆起大学时光，印象最深的就是跟随老师学习中医经典的画面。当时的任课老师要求所有学生都要熟背经典，同学们几乎都是四五点钟就起床，开始一天的经典背诵。除此之外，吃饭时、睡觉前、上厕所时，几乎一切可以利用的时间都在背诵中医经典。同学们也经常互相切磋，比一比谁背得多、谁背得好。好胜心强的郑绍周，如果比输一次就会三四天不怎么吃饭，铆着劲非要在接下来的比试中赢了对方不可。“我们上大学的时候，没有那么多娱乐活动，大家都是以背书来消遣，并以此为乐。我为了能够多赢同学，暗地里下了很多功夫，这为今后的中医临床工作奠定了很好的基础。”郑绍周提起大学时和同学们一起学习的日子，高兴得就像个小学生。

根据郑绍周的回忆，他在大学时代并不是成绩名列前茅的学生。他喜欢背经典，更喜欢跟师坐诊抄方、上山采药等实践活动。在大学期间，他一有空就往医院的诊室跑，经常侍诊刘彦同、袁子震、吕承全等名家。郑绍周年轻时记忆力超群，跟师坐诊时坚持做笔记。若干年后，每当遇到疑难患者无所适从、反复研读经典也束手无策时，他就会翻看大学时的跟师笔记，好多棘手的病例都能迎刃而解。多年后弟子们总结郑教授的经验方，发现许多方子是由经方化裁的，但加入了一些独特的用药，又与经方有着显著的不同。这样的用药经验是受到了以上三位老师的深刻影响。回顾多年的学医经历，郑绍周尤其重视中医师承，他认为跟随一个好老师认真学习他诊治疾病的思路，是初学者学习中医很好的捷径。

求知的快乐，让郑绍周忘记了生活的苦。虽然衣着补丁摞补丁、每日仅有两餐饭，但每每回忆起大学时代的生活，郑教授总是笑言："那是一个物质匮乏的年代，但对知识的渴求和对真理的探索却从未因贫困的生活受到丝毫影响。"物质上的贫乏并没有影响他对生活的热情。他在大学里积极参加各项文体活动，因少年时打下的书法、绘画功底，成为校园板报和壁报的主要参与者，经常写诗歌和散文，擅长体操各项运动。正是他积极阳光的心态、忠厚的品格、广博的学识，赢得了同学们的喜爱。当时的同学周骥、赵海好等一批同学和郑绍周志同道合，成了一生的朋友。

三、发扬中医，承古拓今

1964年，郑绍周大学毕业后被分配至三门峡黄河医院中医科。当时的三门峡黄河医院是国家为支持黄河水利建设而设立的大型医院，在当时有省内最先进的医疗设备和来自原南京军区、辽宁省等地的专家团队，是当时河南省最为先进的西医院之一。在当时的社会环境下中医师由于大多没有受过系统的西医学教育，常常被正规院校毕业的西医生看不起，"土中医"就是那时西医大夫对中医的看法。郑绍周就这样从综合性医院的中医科开始了自己的行医之路。他白天忙于临证，晚上翻看中医经典。病人少的时候就跟随家传中医赵锡臣老先生抄方学习，节假日跟王孟卿先生学习针法和经络。有时遇到难题就把大学的跟师笔记拿出来仔细研读。他一边学习用中医技术治病救人，一边购买书籍自行学习西医院校课程。为了更好地学习西医学中的理化知识，他甚至自学了当时的高等数学。

功夫不负有心人，一次院内会诊改变了西医同行对他这个年轻“土中医”的看法。当时医院一位外科医生的母亲外感发热，身热退后，仍食入即吐，用了很多西药都没有效果。这位同事就请了郑绍周这个仅有大学文凭的年轻中医会诊。郑绍周开了1剂大黄甘草汤后，患者当天呕吐就止住了。同事们都感到不可思议，开始对中医重视起来。临床中不管是复杂的内科病，还是外科术后并发症，只要遇到疑难杂症、疗效不好的病例，都会到中医科找郑绍周这个年轻中医会诊。就这样，郑绍周整日埋头苦干，解决了一个个临床疑难病例，赢得了越来越多患者和同事的信赖。参加工作第3年，年仅28岁的郑绍周即因出色的业绩、良好的口碑，在王孟卿先生的推荐下，被破格提拔为中医科主任。在成为科主任后，郑绍周更加努力工作，厚待中医科老大夫，积极学习他们的经验，为患者服务。经过几年时间，郑绍周就把中医科建设得朝气蓬勃，收到了良好的口碑，自己成了三门峡当地小有名气的中医大夫。

20世纪60年代，乙脑曾在全国范围内大流行。西医治疗没有特效药，且当时的护理条件差，死亡率甚高，幸存的患者也多数遗留后遗症，因而很多医院不是拒收患者，就是给予退热药等对症治疗后束手无策。当时已任中医科主任的郑绍周，不顾被传染的风险，从不拒收乙脑患者。他分析患者病情，大胆地用灵犀白虎汤加减治疗20余例乙脑患者，仅有1例死亡，其余均取得了良好的效果，且未遗留后遗症。此事在当时的三门峡医疗界引起了不小的轰动。

郑绍周在临床工作中善于发现问题、解决问题。他观察三门峡地区当时的气候和自然环境的原因，患咳嗽、咳痰的人很多。他仿效吕承全教授经验，用麻杏石甘汤合射干麻黄汤加减，临证取得了良好的效果。他在随后的临床观察中发现，多数患者虽然短期内咳嗽、咳痰能够明显缓解，但仍会反复，故又尝试用金匮肾气丸合二陈汤，从而大大提高了治愈率。有一年中秋节前，三门峡地区有一个劳动模范患了严重的黄疸、腹水，在北京确诊为肝癌晚期，医生判断至多有半年生存期。患者家属找到郑绍周诊治，他按脉察舌后认为患者为湿热蕴毒，应以清热解毒、利湿退黄为主。但出于对患者负责，还是让家学深厚的赵锡臣老先生一起会诊。赵老先生结合患者病史和个人史，认为是“先天不足，后天劳倦所伤”，建议以调理脾胃、补扶正气为基础，少加软坚散结、清利湿毒的药来治疗。在此方案指导下，郑绍周为患者调方复诊近百次。为了感谢医生的救治，每到中秋节这个患者都会让子女给郑绍周送来一大块月饼。“这样的月饼我连续吃了六年，它胜过世间的一切美食”，郑绍周想起这段往事，眼神中带着自豪，同时也有些许遗憾。

郑绍周善以能者为师，不仅向师长学习，而且民间验方、同道甚至患者顺口说的一个小经验，郑绍周都会随手记下来，认真揣摩。看到自己之前没有见到的某个病、某个证，之前看过的书、杂志上的临床报道，郑绍周反复悟道后确定病症相符时也会在临床应用，多闻博识。郑绍周正是通过这种不断学习、不断创新的精神，以及高度的领悟力、刻苦的努力，融会贯通，不断充实着自己的临证宝库，为其学术思想奠定了坚实的基础。

四、教学相长，扎根临床

学然后知不足，教然后知困。1972 年，郑绍周因工作业绩突出被调往河南中医学院第一附属医院（今河南中医药大学第一附属医院）。由于当时大学严重缺乏具有中医药高等学历背景的教师，他服从组织安排到伤寒教研室任教，开始他为期 8 年的执教生涯。

己先达而后才能达人。教学和临床是两个相互关联却又不甚相同的行业。在临床工作中，同事们都有一定的医学基础，相互交流学习时相对来说比较容易沟通，但是到了讲台上，面对一群青春稚嫩的学生，则需要教学工作者对自己所掌握的医学知识有更加透彻的理解，用浅显易懂的方式传授给同学们。这对于郑绍周来说是一种新的尝试。“伤寒”又是中医在校学生必须掌握的科目。基于学生时代打下的扎实基本功，他进一步研读各家注本，包括唐宋时期的成无己注本、柯韵伯的《伤寒来苏集》等，都一一详细阅读并记录心得体会，不断地充实着自己。据郑绍周回忆，当时他把这些书看到“破得像被啃了一样”。就是这样，他讲课时深入浅出，娓娓道来，学生收获良多。郑绍周治学严谨，要求学生背诵条文必须一字不差，方证结合；上课气氛活跃，要求学生欲得真知，必须日读月讲，但并不要求学生一定要有标准答案，对条文的理解可以有自己的见解，大家可以一起讨论，所谓"如切如磋，如琢如磨"，只有这样才能继承、发扬、创新、提高。比如讲少阳病篇时，郑绍周举出几个病案并结合小柴胡汤的相关条文，让学生自己讨论，归纳其证治规律，不仅明确少阳的生理功能、病变特点，还学会了如何临床应用小柴胡汤。通过细致入微的学习，悟到其精华，是郑绍周对课堂教学的一贯要求。

读万卷书，不如行万里路。郑绍周认为学习医学知识如果不与实际临床相结合，那么永远无法成为一个好医生，所以在放假期间，郑绍周还多次带领学生参加医疗队到登封、巩义一带农村义诊。当时农村卫生条件差，外感病、传染病多见，郑绍周在安置好所带学生后，一边为患者治病，一边给学生讲解用药思路和经验。他还会带学生上山采药，并现场教学中药识记。虽然自己只是伤寒教师，但他尽可能把自己所知倾囊相授。在 8 年的教师生涯中，郑绍周对中医经典理论有了更深的感悟，勤于临床、教学相长，临床水平也得到了提高。

20 世纪 70 年代，国家倡导西学中的同时，也有意让一些优秀的青年中医强化系统的西医理论知识，培养高层次的中西医结合人才。1974 年，郑绍周作为河南省卫生系统选送的唯一人选到当时的中山医科大学第二附属医院心血管科进修 1 年。在进修期间，他学习到了大量急症重症的抢救知识，为后来创建河南中医学院第一附属医院急诊科积累了丰富的经验。作为心血管科唯一的中医大夫，他不仅认真学习，熟悉掌握心内科的西医知识和技能，而且经常揣摩如何将中医应用到对患者的治疗中。在征求带教老师同意后，郑绍周尝试在一些危重患者的救治过程中加入中药治疗，不仅缩短了患者的病程，而且极大地提高了患者的生存质量，多次获得科主任和带教老师的表扬。作为进修大夫，郑绍周常常能吸引患者出院后复诊开中药，这也成了当时院内的一景。1975 年春天，有个香港商人出现不明原因发热 9 个多月。9 个月来体温波动于 36.5 ～ 39.8℃，曾在中国香港、美国纽约多家医院治疗，吃过中药、西药无数，仍然无效。患者都怀疑自己是否得了绝症，一度想放弃治疗。在中山某医院心内科医生的推荐下，抱着试试看的心态来找郑绍周这个中医大夫诊治。患者初见郑绍周，见这个中医大夫只有 30 多岁的模样，很不以为然。郑绍周察看患者后，认为乃久病多虚，虚甚致瘀，治宜甘温除热，开了 5 剂补中益气汤加疏肝活瘀之品。患者服了 3 剂后体温就逐渐往下降，巩固治疗 10 余天后体温完全正常。患者家属听闻后专门从香港赶来致谢。郑绍周也因此被留过洋的西医教授们称赞为了不起的“河南郑”。

一年的“中学西”结束后，郑绍周回到学校伤寒教研室继续任教，课余时间参加门诊工作。这一年的西医进修经历对他中医诊治疾病的思路也产生了很大的影响。他认识到西医学的理论、技术也有很多借鉴意义。如何做到西为中用、找准中医优势病种，进行持续性的研究，才是提高中医临床疗效和学术影响力的关键。

五、衷中参西，创立名科

1980 年，河南中医学院第一附属医院筹建急诊科，郑绍周受命调往一附院任急诊科主任。当时的急诊科仅几间平房，条件艰苦，设施简陋，人才也匮乏。在这样的条件下，他主张“中西结合、西为中用”，对于危症患者应用多年临床所得结合进修所学的西医知识，以挽救患者生命为第一要务，中医尽早参与。在医院领导的大力支持下，一些先进的急救设备陆续到位，所有的医生和护士都要学习气管插管，极大地提高了急危重症的抢救成功率。

急诊科开创初期，多数医生是没有多少工作经验的大学毕业生，郑绍周常常因为抢救患者而连续好几天住在科室。在科主任的带领下，医生、护士都以科室为家，没日没夜地奋战在临床一线。王新志、马云枝、李郑生、李连章、王宝亮、郭会军、蒋自强等一大批青年医生快速成长为业务骨干。如今这些当年的青年才俊，都在各自专业领域成了国内顶级的专家。

由于当时没有专门的传染病医院，急诊科还时常收治甲肝、乙肝等传染病患者，病情重且有传染性。所有的传染病患者，郑绍周总是亲临救治的第一线，为患者制订治疗方案。他坚持用中药治疗发热性疾病（如病毒性感冒、霍乱、脑炎等），屡屡见效。当时他在急诊科配备了小型的熬药设备，让留观和住院的发热患者第一时间喝上中药。许多患者服中药后，体温下降得很快。郑绍周把常用的治疗外感发热的方子申请了院内制剂，有些现在仍在临床使用。1991年，郑州市暴发了一小波流行性出血热。患者轻则发热，重则出血、肾功能衰竭，死亡率极高。急诊科在郑绍周的领导下，坚守临床一线，联合以清瘟败毒散为主方加减的中药治疗流行性出血热患者27例，全部抢救成功，未发生1例死亡。

工作之余，郑绍周带领科室医生总结临床经验，陆续编写了《慢性肺源性心脏病》《中风急症》《中医内科急症临床》等多部著作，并在医学期刊、学术会议上发表论文数十篇，为医学同仁分享经验，提供新思路。其间还承担了多项省部级科研课题，多次获得省级、院级先进集体、先进个人称号。在郑绍周的带领下，河南中医学院第一附属医院急诊科经过8年的努力建设，成为当时郑州市规模最大、技术力量最为雄厚的急诊专科之一。郑绍周本人也被聘为河南省急救医学会名誉主任，极大地提升了该医院的社会影响力。

20世纪80年代末，心脑血管病患者日益增多。郑绍周在医院领导的支持下，带领一批急诊科青年骨干医师成立了河南省最早的中风病区。当时郑绍周为主任，马云枝为副主任。中风病区自成立之初便牢牢立足于中医药优势，借助现代化技术设备，充分发挥中医传统特色治疗优势，极大地提高了急慢性脑血管病的诊疗水平，吸引了很多患者前来就诊。在突出中医药特色优势的基础上，郑绍周时刻关注国内外先进技术，积极引进新技术、新项目。他在北京参加学术会议听了《锥颅碎吸术治疗脑出血》这一报告后，立即派以王新志教授为首的一批医生去学习，并很快应用于临床。后来河南中医药大学第一附属医院脑出血微创技术在王新志教授带领下不断更新、发展，成为当时卫生部授权的脑出血微创技术推广单位，并获得了河南省卫生厅新技术引进奖。20 世纪 90 年代，在心肌梗死和脑梗死的治疗中，链激酶、尿激酶等溶栓药相继用于临床，郑绍周在看到报道后，协调医院采购相关药物，积极开展溶栓治疗。2000 年，郑绍周当时已过花甲之年，仍密切关注脑血管病的先进治疗手段。在医院领导的大力支持下，河南中医药大学第一附属医院在 2000 年年初就成功开展了第 1 例脑血管介入治疗手术，这一举措走在了当时河南省西医院的前面。

2000 年年初，郑绍周接诊了 1 例反复发作的颅内脱髓鞘伴脊髓炎的患者。这名患者在北京某医院被诊断为多发性硬化，曾用激素治疗效果尚可，但 1 年内复发了 3 次。当时河南中医药大学第一附属医院还没有核磁共振设备，医学书籍和期刊中关于该病的介绍也较少，因此郑绍周对该病不甚了解。没有太多的可参考信息，他就采用中医辨证论治的方法，先后调方 20 余次，患者经过 2 个月的住院治疗和 10 个月的门诊随诊，1 年内无任何复发迹象。经患者介绍，郑绍周又陆续治疗了几例这样的患者，大多能取得很好的疗效。

2005 年前后，国内医学杂志和学术会议关于多发性硬化和视神经脊髓炎的报告已经逐渐增多。郑绍周在与西医同行的交流中得知，该病属于自身免疫性疾病，特点是反复发作。治疗上急性期西医主要以激素为主，缓解期给予免疫抑制剂，二者的副作用都相当明显且抗复发的效果不甚确切。郑绍周敏锐地觉察到这类疾病正是发挥中医优势的大好机会。后续的十几年，郑绍周在学术研究领域把更多精力用在了中医药治疗多发性硬化上，提出了“肾虚致病”和“补肾解毒通络”疗法等一系列理论和治法，在国内中医脑病界产生了一定的影响力。

自20世纪80年代末成立全省首个中风病区以来，河南中医药大学第一附属医院相继成立了脑病一区、二区、三区、四区，分别由王新志、马云枝、王宝亮、张怀亮担任科主任。河南中医药大学第一附属医院脑病医院也正式成立，郑绍周先后任脑病医院院长、名誉院长。河南中医药大学第一附属医院脑病科先后入选国家中医药管理局重点专科、国家中医药管理局重点学科、国家卫生健康委（中医临床）重点专科，2018年入选国家区域中医专科诊疗中心建设单位。目前也是中国民族医药学会脑病分会、中国中西医结合学会眩晕病专业委员会主任委员单位，中华中医药学会脑病分会副主任委员单位。如今的河南中医药大学第一附属医院脑病医院已经发展成为拥有脑病一区、二区、三区、四区、五区、神经介入、神经外科、神经重症病房等8个临床病区，编制床位300张，涵盖10个亚专业方向的脑病诊疗中心。2019年门诊约10万人次，收治患者约1万人次，是国内最具实力的中医脑病诊疗专科之一。

郑绍周从业57年，因其良好的医风、精湛的医术、卓越的学术贡献，先后被评为第三、第四批全国老中医药专家学术经验继承工作指导老师，全国名老中医药专家工作室指导老师和河南省中医药事业终身成就奖获得者。

第二章

学术精华

一、"肾虚致病"基本内涵

郑绍周教授总结多年临床实践，提出"肾虚致病"观点——"肾虚"是许多脑系疾病发生的根本病因，在疾病发展过程中发挥重要作用，也是许多脑病发展到最终的必然表现。

在中医的理论体系中，肾藏精，为先天之本、元气之根，肾阴为一身阴气之本，肾阳为一身阳气之本。其中，肾精，又称为元精、真精，促进人体生长发育；肾阴又称元阴、命门之水，对人体脏腑有滋润、濡养的作用；而肾阳又称元阳、命门之火，对人体脏腑有温煦、兴奋等作用。《灵枢·经脉》云："人始生，先成精，精成而脑髓生。"《医学入门》中说："脑者髓之海，诸髓皆属于脑……髓则肾主之。"《素问·平人气象论》曰："脏真下于肾，肾藏骨髓之气也。"肾藏精，精生髓，髓汇聚为脑，脑为髓海。肾精充足，则脑髓充实，意识清晰，思维活跃，情志正常，感觉灵敏，运动有力，免疫力强。肾精不足则可以导致髓海空虚，神情呆钝，动作迟缓，足痿无力，腰膝酸软，健忘恍惚，可引发一系列脑系疾病的发生和发展。

（一）"肾虚致病"与多发性硬化

历代文献中没有多发性硬化这个病名，大多归属于"痿证""骨繇""痹证""视瞻昏渺""青盲""喑痱""风痱""眩晕"等范畴。郑绍周教授根据《素问·痿论》"肾虚气热"理论及历代医家的认识，提出肾精不足、禀赋异常是多发性硬化的发病基础。西医学研究证实多发性硬化的病因在于免疫系统功能紊乱，T淋巴细胞介导的细胞免疫在致炎与抗炎之间的平衡机制被打破。由于本病青壮年发病较多，故这种免疫功能紊乱很有可能来自先天，即中医认为的先天禀赋不足，免疫功能异常。多发性硬化患者的发病多有诱因，或发于外感风寒，或发于饮食劳倦，或发于情志不舒。五劳七伤或大病久病损耗脏腑，耗伤肾精导致肾精亏虚，精不化气，肾阳亏虚，气血不足，肌肉百骸失于温煦濡养则表现为腰膝酸软、畏寒肢冷、肢体无力，甚至瘫痪等；肾精不足，髓海失充则出现四肢不能自主，动作失其矫健而出现平衡障碍及步态不稳；肾精不足，不能上充于脑，清窍失养，则头晕耳鸣、视物不清，或有记忆力减退。故《灵枢·海论》说："髓海有余，则轻劲多力，自过其度；髓海不足，则脑转耳鸣，胫酸眩冒，目无所见，懈怠安卧。"因此"肾虚致病"是多发性硬化的基本病机，治疗应以补肾贯穿始终。

（二）"肾虚致病"与中风

古代中医文献里，中风病有多个别称，最早有"扑击""大厥""偏枯""言语不清""身偏不用"等描述，主要表现为猝然昏仆、不省人事、半身不遂、口眼歪斜、肢体麻木等症状。该病多发于老年人，且不同人群发病风险高低不同。郑绍周教授认为肾虚是本病的发病基础，他举例提到《素问·上古天真论》中"女子五七，阳明脉衰，面始焦，发始堕……男子五八，肾气衰，发堕齿槁"，说明肾气对人生理功能具有维持和推动作用。《灵枢·刺节真邪》云“虚邪偏客于身半，其入深，内居营卫，营卫稍衰，则真气去，邪气独留，发为偏枯”，强调“真气去”是中风发病的重要原因。《医经溯洄集·中风辨》更是指出“中风者，非外来风邪，乃本气病也。凡人年逾四旬，气衰之际，或因忧喜忿怒伤其气者，多有此疾”，可见人到了一定年纪之后，肾气衰弱，正气亏虚，邪气侵袭，容易发为中风病。郑绍周教授因此提出了补肾益气为中风病的基本治疗大法，旨在扶正温阳，振奋阳气，促进脏腑功能恢复。中风先兆期的治疗以补肾益气为本，佐以化痰活血以治标；中风急性期，痰瘀互结，治疗时遵张仲景“病痰饮者，当以温药和之”之旨，以温补肾阳、益气通络为主；中风恢复期，治疗以大补元气为主，佐以活血通络。

（三）“肾虚致病”与痴呆

痴呆是一种以反应迟钝、不识亲友、呆傻愚笨、智能低下、记忆力下降等为主要临床表现的神志异常的疾病。郑绍周教授认为肾虚髓空是痴呆发病的基本病机。在痴呆的发病中，肾虚是发病的病理基础。肾精是脑髓生成的物质基础，肾精充足则生髓功能旺盛，脑髓的充盈与发育也将正常，脑为精明之府，髓旺则脑髓充盛，神机才能聪灵，思维、认知及统御五脏六腑的功能才能正常发挥。反之肾精亏虚不能生髓充脑，脑髓失充，心无所虑，神机失用，阴阳失司，皆可病发痴呆。故唐容川在《内经精义》中说：“事物所以不忘，赖此记性，记在何处，则在肾精。益肾生精化为髓，而藏于脑。”清·叶天士《临证指南医案》云：“高年下焦根蒂已虚。”

人至老年，或因房事不节，或因外邪久居，或因脏腑他病所犯均可影响肾而渐至肾亏，神机失控，病发痴呆。可见痴呆的发病，肾虚尤其是肾精不足是根本原因，因此郑绍周教授强调治疗痴呆重在补肾。

（四）补肾类药物用药心悟

补肾药物品种繁多，性味不同，功能各异，如何合理运用使得培补而不滋腻、扶阳而不助火，是个临床难题。郑绍周教授对于补肾药物的应用，来自中医名家吕承全老先生的经验。吕老先出生于1917年，自幼随父习读医书，1938年毕业于天津中医学校函授班。中华人民共和国成立前在开封行医，已颇有声名。中华人民共和国成立后随开封市第一中西医联合医院随迁郑州，在河南中医学院第一附属医院执业，是首批500名全国老中医药专家学术继承工作指导老师之一。他对霍乱、乙脑、麻疹、斑疹伤寒等急性传染病、内科杂病，以及妇、儿、外科方面的疾病诊治有着丰富的临床经验，尤其对肝脏病、肾脏病、内分泌疾病等的诊治有较高的造诣。吕老先生强调治疗慢性病以“脾肾为本，善调阴阳”。

郑绍周教授受其学术思想影响，擅用药性平和、阴阳双补、肝肾同补之品。现将其常用的20余种补肾类中药进行总结。**临床应用部分仅代表郑教授个人体会，如与《中药学》《中国药典》等著作有不符之处，请读者朋友明辨。**

1. 淫羊藿

药性：辛、甘，温。归肾、肝经。

功效：补肾壮阳，祛风除湿。

临床应用：常用于中风后遗症、多发性硬化等所致畏寒肢冷，肢体麻木、冷痛等。

2. 巴戟天

药性：辛、甘，微温。归肾、肝经。

功效：补肾助阳，祛风除湿。

临床应用：常与当归、黄芪合用，治疗中风后肢体肌肉萎缩、痿软无力。与淫羊藿合用治疗多发性硬化畏寒肢冷。用于多发性硬化缓解期体质调理。

3. 杜仲

药性：甘，温。归肝、肾经。

功效：补肝肾，强筋骨，安胎。

临床应用：多与续断合用。常用于腰椎间盘膨出、突出引起的腰痛，多发性硬化和视神经脊髓炎引起的躯体束带感。

4. 续断

药性：苦、辛，微温。归肝、肾经。

功效：补益肝肾，强筋健骨，止血安胎，疗伤续折。

临床应用：多与杜仲合用。

5. 肉苁蓉

药性：甘、咸，温。归肾、大肠经。

功效：补肾助阳，润肠通便。

临床应用：常用于肾阳不足的中风、头痛、眩晕等脑病。用于老年人便秘。

6. 益智仁

药性：辛、温。归肾、脾经。

功效：温肾固精缩尿，温脾开胃摄唾。

临床应用：多与白芥子、九节菖蒲、远志合用，治疗中风后口角流涎、反应迟钝。与黄精、菟丝子合用，治疗血管性认知功能障碍。

7. 菟丝子

药性：辛、甘，平。归肾、肝、脾经。

功效：补肾益精，养肝明目，止泻，安胎。

临床应用：平补阴阳之品，既补肾阳又益肾精，多用于脑系疾病引起的视力减退、视野缺损、反应迟钝等。用于多发性硬化缓解期体质调理。

8. 沙苑子

药性：甘，温。归肝、肾经。

功效：补肾益精，养肝明目。

临床应用：多与菟丝子合用。

9. 蛤蚧

药性：咸，平。归肺、肾经。

功效：补肺益肾，纳气平喘，助阳益精。

临床应用：用于肾虚不纳之哮病和喘证。

10. 制何首乌

药性：苦、甘、涩，微温。归肝、肾经。

功效：补益精血。

临床应用：与益母草、合欢皮合用，治疗更年期失眠。与川芎、天麻、山柰合用，治疗高血压引起的头痛、头懵。

11. 楮实子

药性：甘，寒。归肝、肾经。

功效：滋肾，清肝，明目，利尿。

临床应用：除常规用于头晕、水肿的病症外，多联合决明子用于视神经脊髓炎急性期改善视力。

12. 黄精

药性：甘，平。归脾、肺、肾经。

功效：补气养阴，健脾，润肺，益肾。

临床应用：现代药理研究证明，黄精能提高机体免疫功能，故郑教授常用于肾虚之多发性硬化、重症肌无力、老年人久病体虚。

13. 枸杞

药性：甘，平。归肝、肾经。

功效：滋补肝肾，益精明目。

临床应用：常与黄连、干姜、人参等合用，改善2型糖尿病患者的血糖和口干、口渴等症状。

14. 女贞子

药性：甘、苦，凉。归肝、肾经。

功效：滋补肝肾，乌须明目。

临床应用：多用于中风后遗症之头晕、视物昏花等。

15. 桑椹

药性：甘、酸，寒。归肝、肾经。

功效：滋阴补血，生津润燥。

临床应用：多与枸杞、麦冬等合用，治疗干燥综合征之口唇发干。

16. 龟甲

药性：甘，寒。归肾、肝、心经。

功效：滋阴潜阳，益肾健骨，养血补心。

临床应用：本品长于滋补肾阴，兼能滋养肝阴，常用于帕金森病之肢体震颤。

17. 鳖甲

药性：甘、咸，寒。归肝、肾经。

功效：滋阴潜阳，退热除蒸，软坚散结。

临床应用：常与龟甲配伍使用。

18. 酒萸肉

药性：酸、涩，微温。归肝、肾经。

功效：补益肝肾，收敛固涩。

临床应用：本品酸微温质润，其性温而不燥，补而不峻，补益肝肾，既能益精，又可助阳，为平补阴阳要药。郑教授常用于久病气阴两虚、自汗等，治疗多发性急性期大剂量激素冲击后的多汗等。

19. 覆盆子

药性：甘、酸，微温。归肝、肾经。

功效：固精缩尿，益肝肾明目。

临床应用：多用于多发性硬化或中风后小便不利、小便失禁等症。

20. 芡实

药性：甘、涩，平。归脾、肾经。

功效：益肾固精，健脾止泻，除湿止带。

临床应用：多用于多发性硬化激素冲击后，改善脾肾阳虚兼水湿内蕴证。

21. 紫河车

药性：甘、咸，温。归肺、肝、肾经。

功效：补肾益精，养血益气。

临床应用：多用于脑外科手术后气血不足、体倦乏力等症。

22. 刀豆子

药性：甘、温。归胃、肾经。

功效：温肾健脾，降逆止呃。

临床应用：常与丁香、柿蒂、僵蚕合用，治疗中风后顽固性呃逆、视神经脊髓炎谱系疾病顽固性呕吐。

23. 九香虫

药性：咸、温。归肝、脾、肾经。

功效：理气止痛，温肾助阳。

临床应用：常与乌药、肉桂、金樱子、桑螵蛸合用，治疗小腹发凉、小便清长、夜尿频多。

24. 金樱子

药性：酸、涩、平。归肾、膀胱、大肠经。

功效：固精缩尿止带，涩肠止泻。

临床应用：与九香虫用法相似。

25. 莲子心

药性：苦、涩、平。归脾、肾经。

功效：清心安神，交通心肾，涩精止血。

临床应用：多与柏子仁、酸枣仁合用，治疗心肾不交之失眠、多梦、心烦。

二、多发性硬化中医病名刍议

中医历史文献中无“多发性硬化”相应的中医病名，历代医家根据其临床表现，将其归属于某种病症进行治疗，临床常根据其不同的症状特点归属于中医学“痿证”“骨繇”“痹证”“视瞻昏渺”“喑痱”“风痱”等范畴进行论治。例如临床出现肢体软弱无力，活动不便，或瘫痪，甚至肌肉萎缩，多以“痿证”论治；以语言障碍伴肢体无力或瘫痪者，相当于中医学的“喑痱”；步态不稳，共济失调相当于“骨繇”等。以上命名是以“主症辨病”，符合中医疾病诊断的基本原则。

但由于多发性硬化有时间多发性，患者每次发病的主要临床表现（即主症）可能并不固定，而其空间多发性则可能表现为单次发病时有多个主要症状。例如某个多发性硬化病人初次发病表现为下肢无力，同时可能还伴有疼痛、麻木及束带感，无论是将其诊断为痿证还是痹证，都与传统的痿证或痹证有着明显区别。多发性硬化患者临床上表现为肢体痿软、肢体关节活动不利的同时，往往伴随着肢体、躯体疼痛的表现，或冷痛或刺痛或酸重痛等，单一“痿证”难以准确涵盖多发性硬化的发病特点，另外再次发病可能会出现共济失调，则可辨病为“骨繇”等，这就造成了一个多发性硬化患者的中医诊断对应了多个中医病名，目前这种一病多名、一人多病的中医病名诊断，既不能满足中医辨证的需要，也不利于中西医领域专家沟通互进。

由于临床中大部分多发性硬化患者在整个疾病发展进程

中均有出现肢体无力或神经性疲劳，因此当代多数医家以“痿证”作为多发性硬化的中医诊断。“十一五”期间，国家中医药管理局组织制定《脑病科重点专科优势病种诊疗方案》时，用“痿病（多发性硬化）”来表述多发性硬化，一定程度上既体现了中医的辨病原则，又突出了多发性硬化的特殊性，是一种较为客观、实用的命名方法。

但是本病有反复发作的特点，且患者表现不尽相同，不以肢体痿软无力为主症与中医经典中的“痿”内涵有较大不同。除此之外，山东省中医院田财军教授等建议将“肉苛”作为多发性硬化的中医病名，结合历代医家的认识，可以认为肉苛可见感觉障碍、感觉异常及随意运动障碍，且预后较差。该命名体现了多发性硬化感觉异常、运动功能损伤及预后差等几大基本特征，但并不能涵盖多发性硬化的全部特征。

鉴于以上因素，郑绍周教授10年前就曾提出就以“多发性硬化症”这一西医名词作为多发性硬化的中医病名。多发性硬化虽然可能是个古老的疾病，但它的基本特点和规律却是近几十年来才被揭示的。既然从原来中医疾病谱中无法找到合适的诊断，就用“拿来主义”的方法借鉴“多发性硬化症”，把“多发性硬化病”作为该病的中医病名。一则能够体现反复发作的疾病特点与西医学诊疗相结合；而则能够很好地区别于类似疾病诸如视神经脊髓炎、脊髓炎、重症肌无力等中医症状类似相关疾病，从疾病发病的根本上得以区别，体现该病中医辨病论治的精髓。同时本病临床症状复杂多变，且常常以一组证候群起病，可以在多发性硬化病这一中医诊断范畴内加入中医亚型，例如：多发性硬化病－痿证型、多发性硬化病－中风型、多发性硬化病－痹证型等，便于进行大量临床数据的挖掘和整理，确定各分型的证型分布特点，为多发性硬化的中医规范化治疗进行一定的探索。

（王丹整理）

三、从“肾虚致病”看多发性硬化的病因病机

（一）肾虚是多发性硬化的发病基础

肾为先天之本，中含真阴、真阳，就形质而言，阴阳即水火也。要也。然朱丹溪倡“阳常有余，阴常不足”之论，奠定滋阴学说之理论基础。其实，肾中阴阳二气皆不可偏废。《素问·阴阳应象大论》曰：“阴在内，阳之守也；阳在外，阴之使也。”真阴为真阳之物质基础，无阴则阳为独阳；而真阳又为真阴之发挥运用，无阳则阴为孤阴，“孤阴不生，独阳不长”，孤阴独阳必致阴阳离决。故阴阳二气对于人身皆至关重要，不可执此以废彼。肾中真阴真阳并不等量齐观，虽有参差，但在健康人体，两者不断处于交融协调之动态平衡中。阳火刚劲，秉乾健之运；阴水滋柔，具坤顺之德。因而，在正常人体，以水多火少为顺。近贤彭子益于其遗著《古方推论》中曰：“肾中水火二气，水气多于火气为顺。缘人身中气，为身体整个运动之枢机，肾气为中气运动之始基。水气多于火气，火藏水中，乃能生气。若火气多于水气，水气不能包藏火气，火气遂直冲上越，运动遂灭。”

郑教授在多年的临床实践中认识到肾虚是许多脑病的发

病基础，包括多发性硬化在内。《素问·上古天真论》曰：“肾者主水，受五脏六腑之精而藏之。”张景岳提出“肾为水火之脏，寓真阴真阳，为五脏六腑阴阳的根本”“五脏之阴气非此不能滋，五脏之阳气非此不能发”，有“阴阳之本”之称。赵献可曰：“君子观象于坎，而知肾中具水火之道焉。夫一阳居于二阴为坎，此人生与天地相似也。”昔贤每以卦象易理以释岐黄之学，以坎卦象于肾，卦之上下各为阴爻而中间则为阳爻，以明肾中阴阳水火，含蓄交融之义。而坎中一点真阳，亦称命门之火，为人身生命之根，景岳于“大宝论”中振笔疾书：“天之大宝，只此一丸红日，人之大宝，只此一息真阳。”著名老中医岳美中认为：“人之衰老，肾脏先枯，累及诸脏。”古往今来的医家认为，肾虚证是人患病、衰老的主要原因之一。《素问·六节藏象论》说：“肾者主蛰，封藏之本，精之处也。”肾藏精分为“先天之精”“后天之精”。前者禀受于父母，是构成人体胚胎的原初物质。“后天之精”是出生后机体摄取的水谷精气及脏腑生理活动过程中所化生的精微物质。二者相互资生、相互转化。先天禀赋不足、劳倦内伤等原因，而致肾精亏虚，肾主水液，司气化，水液代谢正常通利；反之，气化失职，可致水湿停聚，发生痰饮、水肿等症。肾阴亏损、阴血不足，脉道涩滞可致血瘀；肾阳虚弱，阳虚则寒，寒凝血脉而成瘀血。郑教授认为肾为先天之本，内藏元阴元阳，为生命活动之根，受五脏六腑之精而藏之。肾藏精主骨生髓，肾中阴阳为机体正气之本，对机体的免疫功能起着重要的调节作用。肾虚则五脏六腑皆虚，从而导致脏腑功能低下，代谢紊乱，致痰致瘀，变生诸病。如心脑血管病、痴呆、多发性硬化、高脂血症、慢性支气管炎、糖尿病、肿瘤、抑郁症等多种疾病都与肾虚有关。现代研究显示，肾虚常致以神经内分泌紊乱为主的机体内环境综合调控功能的障碍、免疫力低下、自由基代谢及其清除系统的平衡失调等。因此，肾虚是许多疾病最为基本的病理生理特征，也是许多疾病发生发展的病理基础。

肾虚有三个方面的含义：先天禀赋不足（易感性）、劳累疾病伤肾（获得性）、疾病本身伤肾（自身性）。

先天禀赋不足（易感性）：本病具有明显的遗传倾向，患者的一级家属患病风险较一般人群高 12 ～ 15 倍；本病好发于青年女性，女子阴气盛而阳气弱；本病多集中在高纬度的寒冷地区，高纬度地区阴寒之气偏盛，阳气易于耗散。这都说明多发性硬化与先天禀赋不足有着直接的联系。

劳累疾病伤肾（获得性）：《素问·宣明五气》中提出，久视伤血，久卧伤气，久坐伤肉，久行伤筋，久立伤骨，是谓五劳所伤。五劳所伤直接伤及对应五脏，但最终都伤及肾脏，因肾为五脏六腑之本，为元气之根，元气不足，推动、温煦、防御功能低下，则外邪易侵犯人体，外感湿热毒邪，郁于经络不解，伤及脑髓，发为本病。另外，本病易在感冒后诱发，平素多有自汗、舌淡、脉虚弱等肺气虚表现，但是正如《类证治裁》所说：肺为气之主，肾为气之根。金水相生，肺虚日久伤肾。

疾病本身伤肾（自身性）：多发性硬化病程缠绵，易反复发作，症状特点复杂多样，可表现为五脏虚损的特点，尤与肝、脾关系密切。肝为藏血之脏，本病多发于女性，女子以血为用，易出现麻木、拘挛等肝血虚症状。肝血虚日久，子盗母气，必然耗伤肾精，形成肾精不足或肾阴虚，肝肾阴虚，水不涵木，阳亢风动，则出现肢体拘挛、麻仁，头晕，视物不清，心烦，不寐，潮热，烦躁不安，舌红，少苔，脉弦细数等症。脾为后天之本、气血生化之源，脾虚日久，肾精得不到有效充养，最后形成脾肾两虚，症见精神萎靡、肢体痿软无力、形寒肢冷、舌淡、脉沉细微等。

（二）毒邪侵犯人体是多发性硬化发病的直接因素

1.“毒”邪之内涵及历史沿革

“毒”字在中医中的应用十分广泛。如说明病因时有“热毒”“湿毒”“温毒”等，而治疗又有“解毒”“化毒”“以毒攻毒”等。《说文解字》载：“毒，厚也，害人之草，往往而生。”《辞源》对毒邪做了如下解释：①恶也，害也；②痛也，苦也；③物之能害人者皆曰毒。在古代医药典籍中，毒具有多重含义，或言病邪，或言病证，或言药物，或言治疗等。《内经》中首先提出了寒毒、热毒、湿毒、燥毒、大风苛毒等概念，《素问·五常政大论》说：“少阳在泉，寒毒不生……阳明在泉，湿毒不生……太阴在泉，热毒不生……太阳在泉，燥毒不生。”又说：“大毒治病，十去其六，常毒治病，十去其七。”《素问·生气通天论》说：“虽有大风苛毒，弗之能害。”毒邪致病表现复杂多变，各种毒邪致病特点不一，但有共同特点：其一“凶”，即致病力强，传变迅速，危害严重，极易致死，病情多呈急、危之象；其二“顽”，即毒邪凝结气血，燔灼津液，胶着不化，缠绵难愈，如尤在泾的《金匮要略心典》载“毒，邪气蕴结不解之谓”；其三“兼”，由于毒邪每与风、火、痰、瘀等邪兼夹为患，临床见症多端，病情复杂难辨。

现代中医学家对毒邪学说不断地丰富和发展，认为“毒”为邪气（包括六淫、七情、痰饮、瘀血等）蓄积不能疏散，郁结日久而成。我们认为一切对人体有严重损害，使人痛苦的致病因素皆可归属毒的范畴。毒的这种破坏作用，使得疾病来势凶猛，过程缠绵，危害深重。外感风寒湿热之邪日久郁而成毒，脏腑功能失调产生的病理产物如痰饮、瘀血、水湿日久不化，皆可成毒。清·尤在泾说：“毒者，邪蕴蓄不解之谓。”毒邪学说在临床各科应用领域逐渐扩大，解毒法被应用于临床各领域并取得显著疗效。如各种感染和非感染性疾病、心脑血管病、肾病、红斑狼疮等。

2.“毒”邪之分类

毒的产生有外感、内伤两个方面。外感之毒有三类，内伤之毒有三型。外感毒邪主要有风毒、热毒、湿毒，主要指外感六淫侵袭人体蕴蓄日久不散，大范围损害人体的特定脏腑组织，造成脏腑功能减退或丧失，形成顽症。其与外感六淫的主要区别：外感之邪害人一般病情轻微，病程较短，不易发生传变，不会或很少造成脏腑功能损害，治疗起来较容易；而毒邪害人则病情重，程度甚，易造成脏腑功能损害或丧失，治疗效果往往较差。

（1）外感毒邪　风毒：风邪为百病之长，善行而数变，易侵犯人体的阳位。如风邪日久不散，蕴而为毒，则形成头痛、头晕、眼昏、发热、项强、咳嗽，随后出现痿、痹、项背部异常感觉或突然出现偏瘫麻木等。另外，本病进展迅速，变化多端，临床表现多样，若引起运动功能障碍可致截瘫及肌无力；感觉功能损害导致疼痛、麻木、束带感；损害视神经，引起脱髓鞘性球后视神经炎引起暴盲；自主神经功能损害者可致二便潴留；还有以眩晕为主要表现者。如此复杂多变的表现，非常符合风邪善行数变的特点。

热毒：热为阳邪，其性开泄，易伤津动风。如热邪蕴蓄日久不散成毒，则出现高热、烦躁、口苦口渴、小便黄赤、肢体拘挛、视力模糊、肢体偏瘫等。

湿毒：湿为阴邪，其性黏滞，易侵犯人体脏腑肢体经络。如湿邪蕴蓄日久不散成毒，则出现尿频尿急、肢体痿软无力、视物模糊、头昏如蒙、苔黄腻、脉弦滑等。这符合经典的湿热致痿学说。正如《素问·生气通天论》所说："湿热不攘，大筋软短，小筋弛长，软短为拘，弛长为痿。"

（2）**内生毒邪**　内生毒邪包括风毒、痰毒、瘀毒等，主要由外感六淫之毒入里传变造成，或脏腑功能失调形成的病理产物不能及时排出，蕴蓄体内日久成毒。如痰浊郁久而成痰毒，瘀血郁久而成瘀毒。内生毒邪一般是在疾病过程中产生的，既是病理产物又是致病因素。

内风毒：指由脏腑功能失调而引起具有动摇、震颤特点之各种症状的病理变化，与肝脏关系最为密切，包括阴虚风动、肝阳化风、血虚生风、热极生风等，多发性硬化急性期出现的暴盲、头晕、肢体偏瘫等症，以及反复发作后遗留的肢体拘挛麻木、皮肤瘙痒、耳鸣耳聋等症。

痰毒：痰浊是脏腑功能失调形成的常见病理产物之一，主要和肺、脾、肾、三焦、膀胱等功能失调有关。在漫长的医疗实践中，中医对痰病、痰证有一套比较完整的理论体系和治疗方法，将痰分为广义和狭义两大类。狭义的痰，一般是指呼吸道之痰，可吐出。广义的痰又称无形之痰，痰的形成主要是脏腑功能失调形成的体液代谢障碍，体液失去了正常的运行途径和规律，逐步停蓄凝结成为一种黏稠状的、有害的液体。“痰随气行，无处不到”，因而可产生各种病证。痰浊往往与热邪相合，形成痰热之邪，痰热郁久成毒，毒损脑髓，经络气血不和，则出现肢体麻木、疼痛，以及头晕、苔厚腻、脉弦滑等症。

瘀毒：瘀血亦是脏腑功能失调形成的常见病理产物之一，各种外邪如风、寒、湿、热等邪郁久不散，阻滞经络，脉道不利，气血运行不畅亦可形成血瘀。尤其在本病的后期血瘀证更加突出，久病多瘀，久病入络，常常出现神倦乏力、刺疼、肌肤甲错、口唇紫暗、低热等症。

3.“毒”邪之于多发性硬化

多发性硬化一般属于中医“痿证”“骨繇”“痹证”“视瞻昏渺”“青盲”“喑痱”“风痱”“眩晕”等范畴，病程持久，反复发作，终成顽疾。郑教授认为毒邪在多发性硬化发生发展过程中具有举足轻重的地位。毒邪除外来之邪侵袭外，亦可见内生之毒。内生之毒由阴阳失衡，脏腑功能和气血运行紊乱，使机体内生理和病理产物不能及时排出，蕴积于体内而化生。内毒多是在疾病过程中产生的，既是病理产物，又是致病因素。其主要有内生五邪蕴而为毒或外感六淫之邪未除进而转化为毒，如痰浊郁久而成痰毒、瘀血蕴蓄日久而成瘀毒、湿浊蕴积而成湿毒。毒邪浸淫入络，沿络及督，督脉受损，连及脑络，使肾精上充脑髓之道受遏，髓海亦为其所累，髓海失其“主宰”之能，从而表现出复杂的临床症状。内生之毒与外毒相合诱发或加重病情。内生之毒蕴内，影响脏腑功能的恢复，使病情反复或迁延不愈。而患者以正虚为本，易受邪侵，亦可引起本病反复发作。

西医学认为，机体自身非特异性免疫炎症反应贯穿于多发性硬化发病机制的全过程。多发性硬化的发生多以病毒、细菌感染为直接原因，这种“外毒”因素侵入机体后，由于机体免疫炎症反应，机体在清“外毒”的同时，又产生了大量的“内毒”，如自身反应性T细胞、肿瘤坏死因子α、IL-2等，这些“内毒”长期持续存在将导致脑和脊髓白质多处免疫炎症损伤，形成脱髓鞘改变。临床治疗本病经常采用具有抑制机体免疫和炎症作用的激素类和细胞毒类（环磷酰胺等）药物，这两类药物都具有较为明显的毒副作用，以细胞毒类药物更为显著。这两类药物的作用机制虽然不尽相同，但都具有抑制机体正常的细胞免疫和体液免疫作用，广泛用于多发性硬化的治疗中，尤其在急性发作期。这其实就是“以毒攻毒”方法的具体运用，因为只有药物之偏性才能纠正人体之疾病。这两种药物不仅从中医或西医均认为是“有毒”或“剧毒”之品，而之所以能治疗疾病，其机理就是运用“以毒攻毒”的方法。

（三）毒损脑髓、络脉瘀滞是本病缠绵难愈的根本原因

脑髓为奇恒之腑，包括大脑和脊髓两个部分，脑为髓海，脑与脊髓相通，脑髓的主要生理功能包括脑主宰生命活动、脑主宰人的意识思维活动、脑主宰人体的感觉和运动。人的视、听、言、动皆与大脑有直接的联系。正如《医学原始》所说："五官居于身上，为知觉之具，耳目口鼻居于首，最显最高，便于接物。耳目口鼻之所导入，最近于脑，必以脑先受其象而觉之，而寄之，而存之也。"李时珍说：脑为元神之府，统领人体的关节肌肉运动。《内镜》曰："脑散动觉之气，厥用在筋，第脑距身远，不及引筋以达四肢，复得颈节膂髓，连脑为一，因遍及焉。"脑髓充盈，则身健体轻，思维敏捷，脑髓不足则精神萎靡，听力失聪，视力失明，感觉异常，运动不能。《灵枢·海论》指出："髓海不足，则脑转耳鸣，胫酸眩冒，目无所见，懈怠安卧。"因此，各种外感风寒湿热等邪郁久不解成毒，或内生风、痰、瘀等毒邪侵犯脑髓，导致脑髓损伤，出现症状复杂多样、病情缠绵难愈的局面。

络脉是经络系统中最小的单位，从经脉横支别出，像树枝状交错，遍布全身，将人体内外、脏腑、肢节联成一个有机的整体。清·喻嘉言《医门法律·明络脉之法·络脉论》说道："十二经脉，前贤论之详矣，而络脉则未之及，亦缺典也。……十二经生十二络，十二络生一百八十系络，系络生一百八十缠络，缠络生三万四千孙络。自内而生出者，愈多则愈细小。"络脉具有两种功能，即运行经气和运行血液。络脉的通畅无阻是人体气血正常运行、保证健康的前提。而络

脉的逐级细分、越来越窄、越来越细的结构特点，造成了络脉容易瘀塞不通的病理特性。络脉为血气交汇之处，亦为邪毒易居之所。现代许多慢性病如心脑血管疾病、糖尿病、肿瘤等都存在络脉瘀塞不通的病理现象。多发性硬化是一个反复缓解又复发的慢性过程，久病入络，久病多瘀，多种毒邪易留存于络脉，导致络脉瘀滞不通，病情不断加重，缠绵难愈。王殿华等认为多发性硬化的发病、进展和病情反复，均与络脉相关，络脉既是受病之所，又是毒邪传导的途径，络病始终贯穿于多发性硬化整个发病和复发过程。

（四）伏邪遇感引触是导致本病反复发作的基本病机

伏邪，指藏于体内而不立即发病的病邪。国医大师任继学老先生认为伏邪有狭义与广义之分。狭义的伏邪指伏气温病，即外邪侵犯人体，正气被束，不能托邪外出，使邪气得以伏匿，或伏于膜原，或伏于肌腠，或伏于肌核，或伏于脂膜，逾时而发。广义的伏邪则指一切伏而不即发的邪气，即指七情所伤、饮食失宜、痰浊、瘀血、内毒等内在的致病因素。此脏腑有伏邪，即所谓《素问·气厥论》言“五脏伏气”也包括了伏气温病。如清·王燕昌《王氏医存》言：“伏匿诸病，六淫、诸郁、饮食、瘀血、结痰、积气、蓄水、诸虫皆有之。”江顺奎指出伏邪致病具有以下特点：第一，正虚是邪伏的基础；第二，外感邪气之强弱决定藏邪与否；第三，痰瘀互结造成疾病缠绵难愈；第四，四时更替影响邪气潜藏；第五，病邪性质影响邪气伏留；第六，脏腑功能失调，毒邪内生；第七，胎毒遗传；第八，正邪混处；第九，病邪残留；

第十，失治、误治；第十一，卫气失于监视、防御。目前已将具有“起病即见里证，具有缠绵、病程反复，慢性病变及复发倾向”作为伏邪致病的特点。

郑教授认为多发性硬化是在正气不足的前提下，感受外邪，在很短时间内即见里热证候，变化多端，且易复发。所有这些都符合伏邪致病的特点。周小军等提出 EB 病毒感染乃中医伏邪致病的观点，既有禀赋不足、特殊体质、过劳导致的脾肾气虚等，又有脏腑功能失调产生的各种病理产物，如痰浊、瘀血等，还有各种外感毒邪，如风、湿、热等。所有这些伏邪往往交织在一起，在气候变化或劳累过度或情志失调等情况下，损害脑髓，脑髓神机失用而出现头晕、失明、偏瘫、麻木等症。

（五）病在奇经、影响五脏是本病复杂多变的根源

奇经八脉指任脉、督脉、冲脉、带脉、阴跷脉、阳跷脉、阴维脉、阳维脉的总称。它们与十二正经不同，既不直接属于脏腑，又无表里配合关系，其循行别道奇行，故称奇经。它们的功能主要有两个方面：第一，沟通十二经脉之间的联系；第二，对十二经气血有蓄积渗灌等调节作用。其中，任脉为阴脉之海，督脉为阳脉之海，冲脉为十二经之海。奇经与十二经脉的关系，《难经·二十八难》把十二经脉比作“沟渠”，把奇经八脉喻作“湖泽”，形象地说明了它们之间的紧密联系。

奇经与五脏六腑关系亦非常密切。奇阳主一身之阳，奇阳虚损，五脏之阳亦虚，脾阳、肾阳、心阳无一例外，气属

阳，奇阳虚则心气、肺气、肾气、脾胃之气亦虚，推动、温煦、气化作用减退。气虚运血无力，清窍失养，则头晕、眼昏；气虚血瘀则肢体麻木疼痛、偏瘫；气虚功能减退则身困乏力、气短懒言；不能温煦脏腑百骸则肢体不温；膀胱气化失职则大小便潴留或失禁；脾胃共居中焦，为气机升降之枢，脾主升清，胃主降浊，气机乖乱，清阳陷于下，浊气积于上，则上有饮食呛咳、吞咽困难，下有四肢无以充养而肢废无力、痿软不用；肝开窍于目，肝血不足不能荣养于目，常见斜视、歧视诸症。肾元亏虚，真元颓败，“骨痿不能起于床”，常伴形寒肢冷。

奇阴不足，五脏之阴亦虚，肾阴、肝阴、肺阴、胃阴等均可累及。奇经亏虚，气血渗灌失调，肾中精气因赖气血的营养而亏虚，筋脉失其而营养运行不利，而产生痿证。肝肾同源，肝肾不足，精血不能互化，筋失濡养，则见形消体瘦、体弱乏力。血不养筋则宗筋弛纵不收；肝血不足则肾精亏损，肝肾阴虚，水不涵木，肝阳上亢，肝风内动则头晕目眩、耳鸣健忘、肢体痉挛；风阳灼津为痰，肝风夹痰阻滞脉道，气血淤阻，经脉失养而弛缓痿废；肝开窍于目，瞳孔依靠肾脏的濡养，肝肾亏损，故见复视或斜视、视物不清；肝藏血，肾藏精，精血不足，络脉失养则肢体麻木、感觉异常。

四、“衷中参西，西为中用”的中西医结合观念

（一）中西医结合是时代的需要

1956年，毛泽东提出“把中医中药的知识和西医西药的

知识结合起来，创造中国统一的新医学新药学”，中西医结合这一概念逐步在我国医学界出现。1958年，毛泽东做出了“中国医药学是一个伟大的宝库，应当努力发掘，加以提高”的重要批示，发出了要培养“中西医结合的高级医生”的重要指示。在党和政府的政策关怀下，各省于20世纪50年代中后期相继成立了中医高等院校。在党和政府提供中西医结合的政策背景下，国内医学界掀起了一股西学中的学习中医高潮，学术界也开始研究中西医结合的方方面面。

（二）中西医结合是郑绍周行医历程的缩影

1964年，郑绍周大学毕业后，被分配至三门峡黄河医院中医科。为了在西医院赢得同行的尊重，他系统学习了许多西医学理论，甚至为了学习生理、生化等知识，自学了高等数学的知识。郑绍周业余时间不仅跟中医老专家坐诊，还经常跑到一些西医专家门诊，看他们如何诊治患者。1974—1975年，郑绍周作为河南省卫生行政部门选派的中医青年骨干到中山医科大学第二附属医院（附属孙逸仙医院）进修心血管专业。他在那里接受了相当多的先进理念，打下了坚实的西医临床基础。20世纪80年代，郑绍周担任河南中医学院第一附属医院急诊科主任时，临床急危重症救治工作的客观需要，使得他更加注重西医学技术的学习和引进。在急诊科期间，他经常强调充分利用西医学技术挽救生命，为中医药参与创造机会。20世纪80年代末成立的中风病区以及后来的脑病医院，相当于综合性医院的神经内科，属于内科系统中最为复杂的专科之一。

郑绍周教授一直强调要把西医学技术手段作为中医药治疗的一部分，以优势病种的治疗为突破口，充分发挥中医药优势，达到治疗疾病的目的。到了 2000 年以后，由于经常诊治神经免疫性疾病，他对于西医的激素和免疫抑制剂治疗的优劣势有更深刻的认识，也意识到中医药辨证治疗的优势是西医学无法比拟的。

（三）郑绍周“衷中参西，西为中用”的具体观点

郑绍周教授一直秉持“衷中参西，西为中用”的中西医结合观念，具体表现在以下几个方面。

1. 西医明确诊断，中医主导治疗

对于所有疾病的治疗，在明确西医诊断基础上，由中医主导治疗方案，二者缺一不可。没有明确诊断的疾病，即便治好了也不利于总结经验，更遑论科研和创新。诊断明确的疾病，尤其是中医疗效优势的病种，应该更加深入丰富和改进中医治疗方案，有条件的可以深入研究其科学原理，有助于揭示疾病的奥秘。

2. 注重临床疗效，不以中西划限

中医理论直接来自实践并服务于临床实践，离开了临床，中医理论就成了无源之水、无本之木；脱离临床，寻求单纯的中西医理论融合的努力是不现实的。中西医结合好不好，主要看临床疗效怎么样。中医临床治疗中如何找准优势病种，就是以实际临床疗效为准绳。治疗方案选择或中或西，要考

虑中西治疗方案的实际疗效、患者经济负担和依从性等因素。既不能妄自菲薄，无视中医的优势，也不能为了突出中医特色，刻意使用中药徒增患者负担。

3. 将西医要素纳入中医辨证

郑绍周教授认为古代中医辨证体系已经比较完善，传统中医四诊信息已经比较丰富，但是西医学发展至今，许多指标要素也有很大临床价值，所以真正的中西医结合，就要把西医学的一些重要元素纳入中医辨证。例如大脑思维功能之于脏腑精气、血压数值之于对气血盛衰、溶栓剂的中医功效和归经等。由于要纳入中医辨证的要素很多、范围很广，没有公认的标准。此部分内容在此不做经验介绍，以免引起争议。

4. 中医“三因制宜”原则

中医的“三因制宜”原则，实际上就是辨证法中的具体问题具体分析，或者说充分的个体化治疗。这个是中医的辨证治疗的生命力之所在。对于西医学也同样适用，即使是单纯的西医治疗也要从中医“三因制宜”的思维考量。

5. 重视中医“治未病”思想

郑教授多次提到，中医“治未病”思想和理论对于生命科学具有前瞻性指导意义，要以“治未病”的思想，指导中西医的防病、治病和健康管理。

五、多发性硬化的中医沿革和当代医家认识

历代中医文献中没有“多发性硬化”的病名，因此多数医家根据其临床表现，归属于某种病证进行治疗。临床常根据其不同的症状特点归属于中医的“痿证”“骨繇”“痹证”“风痱”“眩晕”等范畴论治。《素问玄机原病式·五运主病》曰：“痿，谓手足痿弱，无力以运行也。”《素问·痿论》曰：“肺热叶焦则皮毛虚弱，急薄，着则生痿躄也。心气热，则下脉厥而上，上则下脉虚，虚则生脉痿，枢析挈，胫纵而不任地也。肝气热，则胆泄口苦，筋膜干，筋膜干则筋急而挛，发为筋痿。脾气热，则胃干而渴，肌肉不仁，发为肉痿。肾气热，则腰脊不举，骨枯而髓减，发为骨痿。”“湿热不攘，大筋软短，小筋弛长，软短为拘，弛长为痿。”《灵枢·根结》云：“枢折，即骨繇而不安于地……”其认为“繇”作“摇”，是对共济失调的描绘。若表现腰背痛不能伸，肢体痛，又麻冷感，辨为“痹证”。《金匮要略》有“血痹阴阳俱微，寸白关上微，尺中小紧，外证身体不仁，如风痹状”，辨为“血痹”；若表现语言障碍，归为“喑厥”；若四肢瘫痪，归为“风痱”，如《诸病源候论》云：“风痱之状，身体无痛，四肢不收，神智不乱……”

国医大师邓铁涛教授认为多发性硬化根据其既有功能性损害又有器质性损害，且易反复发作的特点，应属于虚损性疾病，正虚为本，邪实为标。正虚以脾胃虚损，气血不足为主，邪实以风、湿、痰浊、瘀血为主。

国医大师朱良春教授认为本病多乃先天禀赋不足，后天失调，或外邪所伤；或内伤劳倦，情志刺激；或疾病失治误治，病后失养，导致脾胃受损及他脏以致气血亏虚，筋脉失养；或痰、瘀、风邪、湿热阻滞经络所造成。多以气血亏虚为本，风、湿、痰、瘀等邪实为标。在治疗上朱良春教授强调在补益气血，滋养肝肾的基础加入祛风通络之品，方能奏强壮起废之功。

秦亮甫教授认为多发性硬化属于一种退行性病变，中医辨证当属“痿证”，结合临床体征和影像资料，多发性硬化与“肾气热，则腰脊不举，骨枯髓减”的“骨痿”相似。患者多素体禀赋不足，复又受外邪侵袭，从而造成体内痰瘀凝结，导致脑髓、脊髓病变。治疗上宜补气、补血、补肾，佐以软坚散结。

詹文涛教授认为多发性硬化属于中医的“类中风风痱”（视物模糊、言语不清、动作不稳、肢体震颤）、“类中风风懿”（舌蹇、口舌歪斜，肢体无力或瘫痪，偏身麻木）等范畴。认为本虚标实为本病特点，本虚以脾肾亏虚、肝肾阴虚为主，标实主要以内生风、湿、火、痰、瘀为主。治疗首倡从虚论治，以补中益气，滋肾养肝，填精益髓为根本治疗大法。

刘公望教授认为，多发性硬化常以痿痉合病或痿痉痹合病的形式出现。多为督脉失约，奇经八脉受损，痰瘀阻络，气血亏虚，气机升降失调为其主要病机。针刺百会、哑门可化瘀通络，开窍醒神，补益脑髓。

郑绍周教授在内经肾虚外邪致病的理论基础上，逐渐形成肾虚毒邪理论。即肾虚是多发性硬化的主要病理基础，毒邪在多发性硬化发生发展过程中具有举足轻重的地位。毒邪除外来之邪侵袭外，亦可见内生之毒。内生之毒由阴阳失衡，脏腑功能和气血运行紊乱，使机体内生理和病理产物不能及时排出，蕴积于体内而化生。内毒多是在疾病过程中产生的，既是病理产物，又是致病因素。主要有内生五邪蕴而为毒或外感六淫之邪未除进而转化为毒，如痰浊郁久而成痰毒、瘀血蕴蓄日久而成瘀毒、湿浊蕴积而成湿毒。毒邪浸淫入络，沿络及督，督脉受损，连及脑络，使肾精上充脑髓之道受遏，髓海亦为其所累，髓海失其“主宰”之能，从而表现出复杂的临床症状。内生之毒与外毒相合诱发或加重病情。内生之毒蕴内，影响脏腑功能的恢复，使病情反复或迁延不愈。而患者以肾虚为本，易受邪侵，亦可引起本病反复发作。在肾虚或正气不足的前提下，感受风、热、湿等邪或脏腑功能失调导致内生痰浊、瘀血等毒邪蕴蓄日久而成。郑绍周在治疗多发性硬化的过程中补肾解毒，贯穿始终。

我们前期的实验研究表明，补肾解毒法可以明显降低急性实验性自身免疫性脑脊髓炎（EAE）大鼠的发病率，推迟起病时间，抑制体重下降，减轻发病时神经功能损伤的程度；减轻 EAE 大鼠中枢神经系统内炎性细胞浸润的程度；增高血清 IL–10 水平，从而抑制炎性因子，纠正免疫紊乱，抑制 EAE 发病；增加脑组织 MBP mRNA 表达，促进髓鞘修复与再生。

历代不同的医家，根据社会发展的需求，结合自己长期的临床实践，在前人研究的基础上，对于疾病的诊治会提出各具特色的医学观点，百家争鸣，在继承中创新，在争鸣中发展，这正是中医的特色之处，也是中医的生命力所在。

六、中医对视神经脊髓炎谱系疾病的认识

视神经脊髓炎（neuromyelitis optica，NMO）是视神经与脊髓同时或相继受累的急性或亚急性脱髓鞘病变。该病由Devic（1894）首次描述，其临床特征为急性或亚急性起病的单眼或双眼失明，在其前或其后数日或数周伴发横贯性或上升性脊髓炎，后来本病被称为Devic病或Devic综合征。视神经脊髓炎谱系疾病（NMOSD）是特指一组潜在发病机制与NMO相近，但临床受累局限，不完全符合NMO诊断的相关疾病。

MS（多发性硬化）和NMO两种疾病的相关性一直被神经病学专家所讨论，之前有人认为NMO是MS的一种亚型。随着水通道蛋白–4抗体被发现，以及围绕它的各项研究逐渐深入，我们越来越认识到NMO和MS是有着显著差别的两种神经系统脱髓鞘疾病。近年来，视神经脊髓炎谱系疾病的概念和诊断正在逐步取代视神经脊髓炎。流行病学统计数据显示，亚洲人视神经脊髓炎谱系疾病的发病率要远高于多发性硬化。

随着视神经脊髓炎谱系疾病概念的提出，我们回顾过去许多视神经脊髓炎谱系疾病患者可能被误诊为多发性硬化。过去中医对多发性硬化的证候表现、病因病机和治疗等认识可能不太准确。因此国内有中医学者主张将NMO和MS作为同一种疾病进行中医论治，该观点有一定的现实意义。

郑绍周教授认为NMOSD的基本病因和病机同MS是一致的，“肾虚致病”的理论在NMOSD的中医病因病机认识上同样适用。肾虚是多发性硬化的发病基础；毒邪侵犯人体是多发性硬化发病的直接因素；毒损脑髓、络脉瘀滞是本病缠绵难愈的根本原因；伏邪遇感引触是导致本病反复发作的基本病机；病在奇经、影响五脏是本病复杂多变的根源。不同于MS的是，NMOSD的复发风险更高，自然预后也很差，患者的异质性更强。中医学认为，NMOSD的肾精不足更明显，外感毒邪更盛，毒损脑络更深也更重；在辨证论治过程中，更容易出现湿热内蕴、脾肾阳虚、气虚血瘀、痰瘀阻窍等证候表现；在治疗中急性期加大解毒力度，亚急性期解毒药的使用适当拉长周期，缓解期多用化痰开窍之品，祛除体内痰浊之邪，清利头窍。

第三章　临证精粹

第一节　多发性硬化概述

一、多发性硬化的定义

多发性硬化（multiple sclerosis，MS）是一种以中枢神经系统（CNS）炎性脱髓鞘病变为主要特点的免疫介导性疾病，病变主要累及白质。其病因尚不明确，可能与遗传、环境、病毒感染等多种因素相关。MS 病理上表现为中枢神经系统多发髓鞘脱失，可伴有神经细胞及其轴索损伤，MRI 上病灶分布、形态及信号表现具有一定特征性。MS 病变具有时间多发（DIT）和空间多发（DIS）的特点。

本病发病率分布不均，由赤道至两级呈维度梯度升高，赤道地区发病率低，而北欧、北美、南澳新地区发病率较高。我国属于多发性硬化低发区，但随着对多发性硬化认识的提高，近年来我国诊断多发性硬化的病例日趋增多。据流行病学资料表明，保守估计全球有 200 万～ 250 万人患多发性硬化，其年平均死亡率呈整体浮动趋势，并且多发性硬化的死亡率与发病率无明显相关性。

二、多发性硬化的临床分型

MS 好发于青壮年，女性更为多见，男女患病比例为 1∶1.5 ～ 1∶2。中枢神经系统各个部位均可受累，临床表现多样。其常见症状包括视力下降、复视、肢体感觉障碍、肢体运动障碍、共济失调、膀胱或直肠功能障碍等。临床分型如下：

1. 复发缓解型 MS

此型疾病表现为明显的复发和缓解过程，每次发作后均基本恢复，不留或仅留下轻微后遗症。80% ～ 85% 的 MS 患者最初病程中表现为本类型。

2. 继发进展型 MS

约 50% 的复发缓解型患者在患病 10 ～ 15 年后疾病不再有复发缓解，呈缓慢进行性加重过程。

3. 原发进展型 MS

此型病程大于 1 年，疾病呈缓慢进行性加重，无缓解复发过程。约 10% 的 MS 患者表现为本类型。

4. 其他类型

根据 MS 的发病及预后情况，有以下 2 种少见临床类型作为补充，其与前面国际通用临床病程分型存在一定交叉。

（1）良性型MS：少部分MS患者在发病15年内几乎不留任何神经系统残留症状及体征，日常生活和工作无明显影响。目前对良性型MS无法做出早期预测。

（2）恶性型MS：又名暴发型MS或Marburg变异型MS，疾病呈暴发起病，短时间内迅速达到高峰，神经功能严重受损甚至死亡。

三、多发性硬化的临床表现

由于多发性硬化患者大脑、脑干、小脑、脊髓可同时或相继受累，故临床症状和体征多种多样。大多数患者表现为反复发作的神经功能障碍，多次缓解、复发，病情每况愈下。常见的临床表现包括：

（一）肢体无力或疲劳

大约50%的患者首发症状为一个或多个肢体无力。运动障碍一般下肢比上肢明显，可表现为四肢瘫、偏瘫、截瘫或单瘫，其中以不对称瘫痪最常见。腱反射早期正常，以后可发展为亢进，腹壁反射减弱或者消失，病理反射阳性，其中腹壁反射减弱往往是最早体征之一。另一常见症状是疲劳，程度可轻可重，有时稍微活动即感觉疲劳，可为多发性硬化的首发症状，也可见于急性复发前。应注意与肌无力、步态痉挛或共济失调引起的疲劳相鉴别。

（二）感觉异常

常见的浅感觉障碍表现为肢体、躯干、头面针刺麻木感，异常的肢体发冷，蚁走感、瘙痒感，或尖锐、烧灼感疼痛以及定位不明确的感觉异常。疼痛感可能与脊髓神经根部的脱髓鞘病灶有关，具有显著特征性。患者亦可有深感觉障碍。此外，被动屈颈时会诱导出刺痛或闪电样感觉，从颈部反射至背部，称之为 Lhermitte 征（莱尔米特征），是因屈颈时脊髓局部的牵拉力和压力升高，脱髓鞘的脊髓颈段后索受激惹引起的，是多发性硬化特征性的症状之一。

（三）共济失调

患者可有不同程度的共济运动障碍，可为首发症状，以四肢为主，伴有轻度的意向性震颤，有时为躯干性共济失调，可伴有或不伴有构音障碍。部分晚期多发性硬化患者可见到典型的 Charcot 三主征：眼球震颤、意向性震颤、吟诗样语言。眼球震颤提示病变位于脑桥的前庭神经核、小脑及其联系纤维。意向性震颤反映小脑或小脑传出通路有病变，提示控制随意协调运动的齿状核红核丘脑通路继发受损。姿势性震颤在维持姿势如伸臂时可发生，但不常见。此外亦可出现辨距不良、肌张力减低及复杂运动协调困难等表现，多见于上肢。

（四）自主神经功能障碍

直肠、膀胱和性功能障碍一般不会单独出现，常伴有肢体感觉和运动功能异常，尤其多见于下肢，提示脊髓受累。常见症状有尿频、尿失禁、便秘或者便秘与腹泻交替出现、性欲减退，此外还可出现半身多汗和流涎。

（五）视力障碍

表现为急性视神经炎或球后神经炎，多为急起单眼视力下降，双眼同时受累少见，一侧受累后 2 ～ 3 周出现另一侧受累，常伴眼球疼痛。眼底检查早期可见视乳头（视神经盘）水肿或正常，以后出现视神经萎缩。视力改变常伴有传入性瞳孔反射异常，表现为交替照射双眼光线从正常眼移至受累眼时，受累眼出现反常的瞳孔散大，称为 Marcus Gunn 瞳孔。约 30% 的病例有眼肌麻痹及复视。核间性眼肌麻痹被认为是多发性硬化的重要体征之一，提示内侧纵束受累，其表现为患者双眼向病变对策注视时，患侧眼球不能内收，对侧眼球外展时伴有眼震，双眼内聚正常。旋转性眼球震颤常高度提示本病。视束、视交叉或视辐射的髓鞘脱失能够引起不同类型的视野缺损，如同向性偏盲、双颞偏盲和象限盲等。

（六）精神症状和认知功能障碍

精神症状和认知功能障碍多表现为抑郁、易怒和脾气暴躁，部分患者出现欣快、兴奋，也可表现为淡漠、嗜睡、强哭强笑、重复语言、猜疑和被害妄想等。约半数多发性硬化患者可出现认知障碍，通常表现为记忆力减退、反应迟钝、判断力下降和抽象思维能力减退等。

（七）发作性症状

发作性症状是指持续时间短暂、可被特殊因素诱发的感觉或运动异常，占多发性硬化患者的 5% ～ 17%。发作性的神经功能障碍每次持续数秒至数分钟不等，频繁或过度换气、焦虑或维持肢体某种姿势也可诱发，其发生机制可能与兴奋性信号传递到脱髓鞘带并扩散至邻近的轴突引起异常兴奋有关，也是多发性硬化特征性的症状之一。多见于复发缓解期，极少以首发症状出现。较常见的发作性症状是构音障碍、共济失调、单肢痛性发作及感觉迟钝、面肌痉挛、闪光、阵发性瘙痒和强直性发作等，一般持续数秒至数分钟，有时一日之内可反复发作。其中，局限于肢体或面部的强直性痉挛，常伴反射性异常疼痛，亦称痛性痉挛，发作时一般无意识丧失和脑电图异常。发生于年轻人短暂性面部感觉缺失或三叉神经痛常提示多发性硬化，是三叉神经髓鞘及髓内纤维受累所致。2% ～ 3% 的多发性硬化患者病程中有一次或者多次癫痫发作，为邻近皮质的白质病灶所致。

（八）其他症状

多发性硬化尚可伴有周围神经损害和多种其他自身性免疫性疾病，如风湿病、类风湿综合征、干燥综合征、重症肌无力等。多发性硬化合并其他自身免疫性疾病的机制是机体的免疫调节障碍引起多个靶点受累的结果。

四、多发性硬化的诊断和鉴别诊断

多发性硬化的诊断应遵循 2017 版 McDonald MS 诊断标准，见表 2–1：

表 2-1　2017 版 McDonald MS 诊断标准

临床表现	诊断 MS 所需辅助指标
≥ 2 次发作；有≥ 2 个以上客观临床证据的病变	无[a]
≥ 2 次发作；1 个（并且有明确的历史证据证明以往的发作涉及特定解剖部位的一个病灶[b]）	无[a]
≥ 2 次发作；具有 1 个病变的客观临床证据	通过不同 CNS 部位的临床发作或 MRI 检查证明了空间多发性
1 次发作；具有≥ 2 个病变的客观临床证据	通过额外的临床发作，或 MRI 检查证明了时间多发性，或具有脑脊液寡克隆带的证[c]
有 1 次发作；存在 1 个病变的客观临床证据	通过不同 CNS 部位的临床发作或 MRI 检查证明了空间多发性，并且通过额外的临床发作，或 MRI 检查证明了时间多发性或具有脑脊液寡克隆带的证据[c]
提示 MS 的隐匿的神经功能障碍进展（PPMS）	疾病进展 1 年（回顾性或前瞻性确定）同时具有下列 3 项标准的 2 项：①脑病变的空间多发证据；MS 特征性的病变区域（脑室周围、皮层 / 近皮质或幕下）内≥ 1 个 T2 病变；②脊髓病变的空间多发证据：脊髓≥ 2 个 T2 病变；③脑脊液阳性（等电聚焦电泳显示寡克隆区带）

注：CNS 为中枢神经系统；MS 为多发性硬化；PPMS 为原发进展型 MS。

如果患者满足 2017 年 McDonald 标准，并且临床表现没有更符合其他疾病诊断的解释，则诊断为 MS；如有因临床孤立综合征怀疑为 MS，但并不完全满足 2017 年 McDonald 标准，则诊断为可能的 MS；如果评估中出现了另一个可以更好解释临床表现的诊断，则排除MS诊断。

a：需要额外的检测来证明空间和时间的多发性。然而除非 MRI 不可用，否则所有考虑诊断为 MS 的患者均应该接受脑 MRI 检查。此外，临床证据不足而 MRI 提示 MS，表现为典型临床孤立综合征以外表现或具有非典型特征的患者，应考虑脊髓 MRI 或脑脊液检查，如果完成影像学或其他检查（如脑脊液）且结果为阴性，则在做出 MS 诊断之前需要谨慎，并且应该考虑其他可替代的诊断。

b：基于客观的 2 次发作的临床发现做出诊断是最保险的。在没有记录在案的客观神经系统发现的情况下，既往 1 次发作的合理历史证据可以包括具有症状的历史事件，以及先前炎性脱髓鞘发作的演变特征；但至少有一次发作必须得到客观结果的支持。在没有神经系统残余客观证据的情况下，诊断需要谨慎。

c：尽管脑脊液特异性寡克隆带阳性本身并未体现出时间多发性，但可以作为这项表现的替代指标。

多发性硬化的诊断标准近 40 年来历经多次修改，但均遵循以下三个原则：第一，应以客观病史和临床体征为基本依据；第二，应充分结合各种辅助检查特别是 MRI 与脑脊液（CSF）特点，寻找病变的空间多发与时间多发证据；第三，还需排除其他可能疾病。此外，除满足以上 3 项条件外，应尽可能寻找电生理、免疫学等辅助证据。

多发性硬化的鉴别诊断可参考表 2–2。

表 2–2　需与 MS 鉴别的疾病

疾病类别	疾病名称
其他炎性脱髓鞘病	NMOSD、ADEM、脊髓炎、脱髓鞘假瘤等
脑血管病	常染色体显性遗传病合并皮质下梗死和白质脑病（CADASIL）、多发腔隙性脑梗死、烟雾病、血管畸形等

续表

疾病类别	疾病名称
感染性疾病	莱姆病、梅毒、脑囊虫、热带痉挛性截瘫、艾滋病、Whipple 病、进行性多灶性白质脑病等
结缔组织病	系统性红斑狼疮、白塞病、干燥综合征、系统性血管炎、原发性中枢神经系统血管炎等
肉芽肿性疾病	结节病、Wegener 肉芽肿、淋巴瘤样肉芽肿等
肿瘤类疾病	胶质瘤病 、淋巴瘤等
遗传代谢性疾病	肾上腺脑白质营养不良、异染性脑白质营养不良、线粒体脑肌病、维生素 B_{12} 缺乏、叶酸缺乏等
功能性疾病	焦虑症等

注：MS 为多发性硬化；NMOSD 为视神经脊髓炎谱系疾病；ADEM 为急性播散性脑脊髓炎

五、多发性硬化的西医治疗

多发性硬化的急性期治疗，以糖皮质激素冲击治疗为主。急性期大剂量糖皮质激素冲击治疗可以快速抑制中枢神经系统自身免疫性炎症反应，从而减轻临床症状，最大限度地保护患者的神经功能。但糖皮质激素长期、大剂量使用有严重的副作用，且糖皮质激素治疗对于减少 MS 复发无效。

多发性硬化缓解期治疗以疾病修饰治疗为主。目前国内可选择的疾病修饰治疗药物为 β－干扰素、特立氟胺、芬戈莫德、西尼莫德和富马酸二甲酯等。这些药物的临床研究均显示可以减少部分复发缓解型 MS 的复发，部分药物进入了 MS 罕见病门诊慢性病报销目录。但仍存在造价昂贵且有较强免疫抑制等副作用，在实际临床使用经验尚少，暂不做详细介绍。

本节以上内容主要来自《多发性硬化诊断和治疗中国专家共识（2018 版）》。

第二节 多发性硬化的中医分期治疗

由于本病临床证候多样且多变，中医辨证论治十分复杂，不同医家均有各自辨证观点。郑绍周教授对于本病的病因病机有较为明确的认识：本病属于复发性疾病，同一时间阶段的疾病表现有着相同的病机，有相同的病理产物和诱发因素。因此郑教授认为多发性硬化的中医论治主要是分期论治，不同时期内的个体化辨证是中医治疗本病的优势，而不能以几个证型来概括所有患者的证候特点。

与西医分为急性期和缓解期不同，郑教授认为多发性硬化应分为三期：急性发作期、亚急性期、缓解期。急性发作期以邪实（毒邪）为主，应重在祛邪（解毒）；亚急性期病情由实转虚或虚实夹杂，正处在邪正相交之关键阶段，决定本次发病的转归，是逐步稳定还是短期内复发。因此，该期治疗应重在扶正兼顾祛邪。缓解期以正虚为主，治当以扶正为主，防止复发。

一、急性发作期

一般指发病或复发后2～4周。此期以肾虚为发病之本，毒邪侵袭人体，热毒、痰湿、血瘀、内风、脉络痹阻等证候表现突出。先天禀赋不足，后天失养，脾失健运，加之饮食不节，嗜食肥甘厚味，以致湿热内蕴，兼因外感风湿热邪，或因人素体阳盛，阴液不足，感邪从阳热化，脏腑积热，热郁为毒，热毒气壅于血脉，循于经络，或因风、湿、热、痰等邪气日久不能祛除，久病入络，久病多瘀，瘀血阻滞经络，而见肢体麻木、疼痛或痿弱不用。外感之邪与内生之毒相合而诱发或加重病情。毒邪入里耗伤正气，损伤脑髓、败坏形体，形成脑和脊髓多发病灶，症见多端。本病急性发作期病势凶险，此阶段毒邪正盛，若不遏制病情的进展，往往会导致髓海严重受损，而遗留或加重功能障碍。

郑教授认为急性发作期治疗重在祛邪，以解毒息风通络为主，佐以补肾健脾固护正气。阻滞经络的邪毒主要为风邪、痰湿、热毒、瘀血等，根据毒邪的性质分别采用祛风通络、除湿化痰通络、清热解毒通络、活血化瘀通络等方法。祛风通络常用全蝎、水蛭、僵蚕、蜈蚣、钩藤等；除湿化痰通络常用法半夏、胆南星、泽泻、苍术、马鞭草等；清热解毒通络常用半边莲、大黄、重楼、大青叶、六月雪、射干、连翘等；活血化瘀通络常用当归、赤芍、川芎、红花、丹参等。

但是，毒邪往往具有兼夹致病的特点，在临床上，几种祛邪方法往往联合应用才能取得较好的临床疗效。

二、亚急性期

一般指发病或复发后 2 ～ 6 个月。郑教授认为亚急性期为本病中医治疗最为关键的阶段。本期的特点是虚实夹杂，正邪相争。患者往往经过大剂量激素冲击治疗之后，出现湿邪困脾，痰瘀互阻。脾胃为后天之本，气血生化之源。正如《医宗必读》所说："一有此身，必资谷气，谷入于胃，洒陈于六腑而气至，和调于五脏而血生，而人资之以为生者也，故曰后天之本在脾。"人之正气是否充足，是否能够胜邪，脾之健旺与否是关键。脾虚则水湿不能运化，加之外来湿邪困脾土，脾恶湿，脾虚湿困，不能运化水谷，气血生化乏源，导致骨骼、肌肉、官窍失养，而见肢体痿弱无力、视物模糊、眩晕等症。《素问·太阴阳明论》说："四肢皆禀气于胃而不得至经，必因于脾乃得禀也。今脾病不能为胃行其津液，四肢不得禀水谷气，气日以衰，脉道不利，筋骨肌肉皆无气以生，故不用焉。"多发性硬化患者多有先天禀赋不足，或素体脾虚，若加之饮食不节，过食膏粱厚味，长此以往，致脾失健运、升清降浊无权，于是水谷不归正化，湿邪随之而生，滞留血中则痞结为患，正所谓"诸湿肿满，皆属于脾"。脾虚则经气不利，邪浊易于留滞而发病。痰浊随气而动，无处不到，流于脑、四肢肌肉、脏腑，致病多端；湿性重浊黏滞，导致疾病缠绵难愈。

郑教授认为亚急性期治疗应以扶正兼祛邪。肾虚是多发性硬化的发病基础，因此在疾病的各个阶段，均应重视补肾。但是大量糖皮质激素冲击治疗后，脾失健运、湿浊内生。湿而化热，往往为多发性硬化复发之关键因素。此期外邪虽减，但尚未完全消退，病情呈现由实转虚或虚实夹杂，湿浊之邪缠绵，此时应补肾健脾、解毒祛湿通络。

三、缓解期

一般指发病或复发后 6 个月以后。该阶段以肾虚为主，肾虚是多发性硬化的发病之本。《素问·上古天真论》曰："肾者主水，受五脏六腑之精而藏之。"《素问·六节藏象论》云："肾者，主蛰，封藏之本，精之处也。"《灵枢·海论》曰："髓海有余，则轻劲多力，自过其度；髓海不足，则脑转耳鸣，胫酸眩冒，目无所见，懈怠安卧。"《素问·逆调论》曰："肾不生则髓不能满。"肾者藏精，主骨生髓，脑为髓之海，肾精虚亏，髓海不足，则脑转耳鸣，肾精不足，精不生血，则肝血不足，肝开窍于目，血不养目，则发为视瞻昏渺。髓必须依靠肾精所化生，肾精不足而脑髓消。肾精不足，精不生血，五脏六腑失其濡养之源，渐至功能低下。肾精亏虚，精不化气则肾气渐衰，气属阳，久则肾阳不足；肾阳不足，则诸经阳气均不足，经气运行滞缓，卫气不固，又易感六淫邪毒，伤及亏虚之脑髓、脊髓，神机失用，出现肢体麻木、疼痛、痿软无力、瘫痪等症。

郑教授认为缓解期以正气虚衰为主，治应以补肾扶正，防止复发。肾精亏虚是本病的发病之本。此期治疗以补肾益精为主，常选用淫羊藿、巴戟天等以温肾阳、强筋骨；何首乌、黄精等滋阴补肾；山茱萸、肉苁蓉、沙苑子、菟丝子等以阳中求阴，阴中求阳，共起益精填髓、扶助肾气之效。通过补益后天以滋养先天，加用黄芪、党参、白术、山药益气健脾，助肾生精。同时考虑加入龟甲、鳖甲、鹿茸、鹿角胶、紫河车等血肉有情之品以填补精髓、温补督脉。临证还应考虑邪恋，在补肾的同时根据邪毒的性质，仍需少佐祛风通络、除湿化痰通络、清热解毒通络、活血化瘀通络之品。

第三节　中医特色疗法在多发性硬化治疗中的应用

多发性硬化是中枢神经系统炎性脱髓鞘疾病，残留的神经功能缺陷是影响多发性硬化患者生存质量的主要因素，常见的后遗症有肢体无力、走路困难、感觉异常、自主神经功能障碍、视力下降或视野缺损，或者因西药疾病修饰治疗或免疫抑制剂治疗导致的免疫功能低下等。郑绍周教授在临床中，强调中医特色疗法在治疗多发性硬化后遗症和预防复发方面有着重要的作用。

一、针灸治疗肢体无力和感觉异常

肢体无力和麻木是多数多发性硬化患者的首发症状，多数患者遗留有此功能障碍，中医特色治疗中针刺、艾灸对改善肢体无力和感觉异常都有显著的疗效。

1. 针刺治疗肢体无力和感觉异常

多发性硬化属中医学“痿证”范畴。《素问·痿论》提出了“治痿独取阳明”，“阳明者，五脏六腑之海，主润宗筋，宗筋主束骨而利机关也……故阳明虚，则宗筋纵，带脉不引，故足痿不用也”，并且阳明经为多气多血之经，故针刺阳明经，使气血生化有源，经脉得养，关节得利而活动自如。针刺治疗多发性硬化肢体无力或麻木时，可选阳明经穴、督脉穴、背俞穴配以脾肾二经穴位为主，起到疏通经络、扶正祛邪、益气补肾的作用，从而调节多发性硬化免疫功能，改善机体的自我调节能力进而达到阴阳平衡。推荐针刺方案如下：

（1）取穴　①主穴：肩髃、曲池、合谷、足三里、髀关、伏兔、足三里、阳陵泉、三阴交、夹脊穴；②配穴：湿热浸淫证可加阴陵泉、大椎、内庭；瘀阻脉络证可加血海、太冲；气虚血瘀证可加太白、中脘、关元；肝肾亏虚证可加太溪、肾俞、肝俞。

（2）操作　足三里、三阴交用补法，余穴用泻法或平补平泻法，夹脊穴用平补平泻法。配穴按虚补实泻法操作。每次留针 20 ～ 30 分钟，每日 1 次，10 次为 1 个疗程，一般单取患侧，也可先针健侧，再针患侧。

2. 艾灸治疗肢体无力和感觉异常

作为中国传统的治疗方法，艾灸的主要应用原料艾叶具有调节气血、温经通络的效果。多发性硬化患者多为虚寒体质，多有畏寒肢冷等症状，尤其适合灸法治疗。艾灸可加快患者血液循环，恢复机体正常运动，同时增强患者上肢与下肢的肌肉张力活动，从而改善其肢体功能。该治疗多用于缓解期多发性硬化患者。

（1）取穴　中脘、足三里、肝俞、肾俞、肩髃、曲池、手三里、合谷、阳溪、外关、髀关、伏兔、解溪、阳陵泉。

（2）操作　以艾条或艾炷施灸，每次可酌情选取 4 ～ 6 穴，交替使用，每穴灸 3 ～ 5 壮（艾条灸 10 ～ 15 分钟），每日 1 次，14 次为 1 个疗程。也可选用多功能艾灸仪等。

二、中药封包治疗膀胱功能障碍

膀胱问题在多发性硬化患者中很常见，是多发性硬化患者的主要痛苦之一，包括尿频、尿急、尿失禁、尿潴留等，至少 80% 的患者会受此影响。对某些患者而言，膀胱问题可能是疾病的第一个征兆，影响生活质量并可能导致持续的残疾，目前仍然没有标准的治疗手段且常用药物副作用较大。我们长期在临床中使用中药封包治疗 MS 的尿便障碍，取得了较好的成效。

中药封包治疗又称烫熨，即热敷法，这种方法是将药物加热后，直接作用于腹部，使药力和热力通过温热刺激通透皮肤，同时自体表毛窍透入经络血脉，达到温经活络、载药入络的效果。中医学认为，肾与膀胱相表里，膀胱具有储尿和排尿功能，这依赖于膀胱的气化功能，若肾气不足，或气滞血瘀，使膀胱传导失司，固摄无权，膀胱气化无根，引起水液代谢障碍，就会出现各种储尿和排尿症状，诸如尿频、尿急、尿失禁等。

常用的中药封包药物组成：炒当归 60g，赤芍 60g，川芎 60g，丹参 60g，大青盐 1000g，红花 40g，制吴茱萸 300g。

操作方法：将上述药物混合装于 20cm × 30cm 的纯棉布袋内，将口封严后放入微波炉内高档加热 2 分钟后用大毛巾包裹（温度 60 ～ 70℃），患者仰卧暴露下腹部，医者用加热后的中药封包敷于患者下腹部，从肚脐处按顺时针方向缓慢向小腹部及膀胱处推熨，中药封包温度高时，用力要轻，速度可稍快，随着药袋温度的降低，可适当增加力度，同时减慢速度。待温度适合时敷于耻骨联合上膀胱部位，当药包温度变冷时更换药包。

治疗 30 分钟后嘱患者排尿，1 日 2 次，每隔 2 周更换封包内药物。本法有助于肾气充足，气化正常，固摄有权，膀胱开阖有度，从而使水液能够正常代谢。

三、灸法提高多发性硬化患者免疫力

多发性硬化与自身免疫相关，时间多发性和空间多发性的特点使患者长期饱受疾病困扰。免疫力低下极易引起病毒感染，从而诱使多发性硬化的复发。而许多患者接受了激素冲击治疗或者免疫抑制剂治疗，从而引起免疫力下降，这也就是中医所说的正气不足，同时这也加大了疾病复发的风险。

1. 督灸改善免疫力

督灸是一种将中医经络理论与传统灸法相结合的特色外治疗法，督脉为阳脉之海，督灸疗法选用最具纯阳之性的艾绒，再配合具有解表散寒作用的生姜，在后背督脉的脊柱段进行“隔姜泥铺灸”治疗，通过综合经络、腧穴、艾灸、药物等多种方法的综合效用在短时间内集中作用于病变部位，达到疗效最大化。督灸疗法具有治疗时间长、治疗面积大的特点，能够很好地强壮真元、调和阴阳、温通气血，有效地扶助阳气、提高身体抗病能力，起到缓解复发、巩固正气的作用。我们前期的观察发现，督灸可以改善 T 淋巴细胞的表达，可能有助于 MS 复发的预防。

2. 艾灸改善免疫力

在增强自身免疫力方面，艾灸也发挥了重要作用，灸神阙穴在临床中最为常见，神阙穴与脾、胃、肾有极大的关联，通过艾灸该部位，能够激发脐带深部元气，使其从三焦经络遍及全身，发挥出补脾胃肾、调节元气的效果。灸关元穴，能起到温肾固本的作用，足三里与三阴交可调节脏腑气机，肝俞、脾俞、肾俞与机体各器官关系极大，艾灸上述穴位，可起到强筋骨、补肝肾、通经活络、行气活血、祛湿散寒、防病保健的作用。

中医特色疗法在临床治疗多发性硬化并发症中运用较为广泛，中医注重整体观念、调节阴阳平衡，通过艾灸、针刺、中药封包等疗法通经活络、行气活血、调节脏腑气血运行，取得了较好的临床反馈，改善患者并发症可缓解疾病再复发，大大提高了患者的生活质量和生活能力。

第四节　多发性硬化预防复发的要点

多发性硬化多数患者病情反复发作，日益加重，因此避免各种刺激及诱因，防止病情反复十分重要。郑教授认为预防外感，情绪稳定，劳逸适度，做适当运动，避免各种情志刺激，适当调理饮食，同时配合中药辨证施治，是预防复发的基本方法。

1. 预防外感

呼吸道感染是多发性硬化复发的最常见的诱发因素，而且复发次数越多患者的病情有可能越严重，对患者病情的恢复也就越不利。避免受寒、受风，遇到天气变化时及时加减衣物，避免接触流感人群，增强自身抵抗力。

2. 心情舒畅

过度情绪压抑或焦虑是机体免疫失调最常见的诱因，尤其是中青年女性，要承担家庭事业的重任，更应及时地自我调节，缓解压力及疲劳。多发性硬化患者应保持乐观心态，避免情绪激动、长期重压等因素，避免忧思恐惧过度，以防气郁肝脾、惊恐伤肾，加重病情。

3. 劳逸结合

劳累过度，可以引起机体免疫力下降，易导致病毒、细菌等感染，引起复发。《素问·宣明五气》中提出：久视伤血，久卧伤气，久坐伤肉，久行伤筋，久立伤骨，是谓五劳所伤。因此，多发性硬化患者在运动的同时，要注意劳逸结合，运动量视自己的情况而定，一般以锻炼后 1 小时内回复体力和感觉良好为宜；病情波动时暂缓运动。

合理膳食对于多发性硬化患者来说也很重要，做到平衡膳食对维持良好的身体状况很有必要。患者应该保证平衡饮食不挑拣，有证据表明鱼肝油植物不饱和脂肪酸可能具有预防多发性硬化复发的作用，所以同心血管疾病一样建议患者采取低脂高纤维膳食。《景岳全书·痿证》曰："凡病痿者，若不淡薄食味，必不能保其全安也。"所以患者平素宜清淡饮食，不宜过食肥甘厚味、辛辣刺激性食物，以免积湿生热。过敏体质者饮食要注意，因为过敏也能使该病复发。

第五节　多发性硬化特殊人群调护的要点

一、儿童多发性硬化患者

儿童多发性硬化中 95% 为复发缓解型，所有多发性硬化患儿中有 10% ～ 15% 可有长节段脊髓炎的表现，西药主要为激素冲击治疗，但激素类药物使儿童出现肥胖、早衰、性早熟、骨骼过早闭合、影响身高等一系列副作用。郑绍周教授认为儿童发病多因为母体在孕育胎儿的过程中体质较弱，导致儿童先天不足，肾气不充。小儿乃稚阴稚阳之体，机体柔嫩，气血未盛，容易发病。因此在治疗时重用补肾类药物，辅以健脾类药物，肾主藏精，为先天之本，脾主运化，化生气血，为后天之本，先后天相互资生，相互促进。此外，儿童 MS 患者应该坚持规律锻炼，合理膳食，积极关注心理变化。

二、育龄期女性患者

女性患者在妊娠期 MS 复发风险较小。对于妊娠期多发性硬化患者，西药除醋酸格列默外，任何疾病修正治疗药物

（DMT）均不建议在妊娠期应用，因此中医治疗本病具有优势。郑绍周教授在治疗妊娠期患者时，中药主要以健脾补肾为主，尽量避免活血化痰类中药。对于哺乳期患者，不建议人工哺乳，郑绍周教授认为生产之后耗气伤血，产后中药以益气养血类药物为主，使正气得以恢复。MS 疾病本身不会影响生育能力，对受孕、胎儿发育以及分娩均无影响。目前尚不能排除疾病修正治疗（DMT）对胎儿存在影响的可能。

三、老年多发性硬化患者

老年患者一般都反复考虑其多发性硬化诊断的合理性，同时要高度警惕其发展为继发进展型 MS。老年 MS 患者要注意加强优质蛋白和维生素的摄入，同时要坚持适度锻炼。郑绍周教授强调老年多发性硬化患者要自我监测病情，及时发现病情波动或进展。

第六节 关于糖皮质激素和免疫抑制剂的中医认识

如前文所述，郑绍周教授倡导“衷中参西，西为中用”的理念，善于将西医要素纳入中医辨证。现将郑教授对糖皮质激素和免疫抑制剂的中医认识做简要介绍。

多数 MS 患者在急性期会接受糖皮质激素冲击治疗。大剂量的糖皮质激素冲击治疗可以快速减轻中枢神经系统炎性水肿，在一定程度上保护中枢神经系统髓鞘。在目前的多发性硬化治疗方案中，糖皮质激素是急性期首选治疗药物。如何从中医药理论认识糖皮质激素？目前有多种观点，郑绍周教授结合多发性硬化患者接受糖皮质激素治疗情况进行如下分析：第一，大剂量糖皮质激素短期内使用则属于助火升阳之品，能够鼓动人体内的阳气抵抗外邪，从接受激素冲击治疗的患者多有舌质红、面色潮红、食欲大增、体重增加等方面变化可以佐证。第二，大剂量糖皮质激素长期使用，可以导致阳气过多损耗，造成内脏虚寒之象，尤其是脾肾阳虚征象。这是因为阳气鼓动于外，大量被消耗，而内里阳虚阴盛所致。故激素冲击治疗后的患者多有舌质红苔白腻有齿痕、畏寒肢冷、白天倦怠乏力、夜间不寐或多梦。第三，小剂量糖皮质激素短期内使用，类似于辛温解表之剂，如地塞米松或甲强龙治疗发热、肺部感染等，可以起到解表散寒退热之效；而小剂量糖皮质激素长期使用则戕害阳气，使水湿内停，阴虚内热，从长期使用激素的患者易水钠潴留、血糖升高也可证明。

在疾病修饰治疗药物上市之前，免疫抑制剂常被用来预防多发性硬化复发。而如今上市的疾病修饰治疗药物均有不同程度的免疫抑制作用。该类药物有抑制自身免疫炎症反应这一积极作用，也有抑制免疫力的作用。郑绍周教授结合其所倡导的“肾虚致病”观点，认为免疫抑制剂抑制自身免疫炎症反应这一作用，可以归为祛风解毒之功效。同样解毒之药也有毒性，其抑制免疫力的作用可归为伤精。前文介绍人体免疫力强弱与肾精充足与否有关，因此长期使用免疫抑制剂，有耗伤肾精之弊端。

第七节 多发性硬化患者的心理护理和健康教育

由于多发性硬化多发病于青壮年，其病情复杂尤其是神经功能障碍的反复发作性、多发性、不稳定性、缺少社会关心支持、社会工作能力降低以及昂贵的医疗经济负担等会产生消极心理因素。心理因素中的情绪改变、精神情感障碍、认知功能损害等与多发性硬化的症状密切相关，心理社会因素可以加重或减轻多发性硬化的症状，反过来，多发性硬化的症状也可影响患者的心理状态，其中与心理社会因素密切相关的症状包括疼痛、疲劳、情绪改变及认知功能损害。近年的研究表明，心理社会因素与多发性硬化患者的疼痛程度、疼痛相关的干扰及患者的心理状态密切相关。许多研究表明，心理社会因素与多发性硬化的复发关系密切，其中应激是影响多发性硬化复发的关键因素。

一、多发性硬化患者的心理护理

消极心理因素可能会增加多发性硬化患者痛苦和增加复发概率，因此加强对多发性硬化患者心理护理，是降低复发和改善其生存质量的重要措施。

（一）多发性硬化患者的心理分型

根据临床经验，多发性硬化患者的消极心理因素，主要有抑郁、焦虑、过分乐观等。焦虑型患者常表现出紧张、害怕、求医心切，有的MS患者甚至还表现出严重恐惧心理。焦虑型多见于青年人，且首次发病症状严重，常伴有较为明显的肢体运动或感觉障碍、视力障碍或语言障碍。由于此类患者较多突然起病，无任何心理准备，同时可能既往无重大疾病，再加上对多发性硬化相关知识了解甚少，因此会产生焦虑的心理。此型患者对多发性硬化缺乏足够的认识，往往会将多发性硬化等同于癌症等疾病，或者在治疗时急于求成，或者对治疗没有信心，其产生的消极心理会反过来影响多发性硬化程。

抑郁型患者常表现出悲观情绪、压抑、自卑，且易产生急躁易怒或悲伤情绪。此型多见于女性，且性格内向者多见，由于疾病的影响使其对生活失去了信心，而且巨大的经济压力也是女性产生抑郁的重要原因。临床中往往有因情绪抑郁而影响疾病疗效的病例，有许多患者在情绪低落时，视力障碍等症状会明显加重。

乐观的心理类型主要表现为积极乐观、有信心恢复健康。此类型多见于发病后经治疗迅速好转的患者，尤其是年轻男性患者。此类型多发性硬化患者对本病有客观、正确的认识，认识到多发性硬化抗复发治疗的长期性、艰巨性，从而积极配合医护人员的治疗和护理，做好了长期抗复发治疗的准备，又表现为以乐观的心态积极寻求抗多发性硬化复发的知识。

混合型心理，多见于焦虑和抑郁型的混合，多为年轻女性。相比于男性，年轻女性患者还要面临生育的问题，长期使用激素和免疫抑制剂对女性的外貌影响较大。女性患者更容易因为工作和生活能力降低而遭受社会歧视等。因此由于生理特点和社会经济地位等因素影响，年轻女性患者更需要来自家庭和社会的关怀。

（二）不同心理类型的多发性硬化患者的心理护理

虽然多发性硬化患者的心理状态可以分为以上几个类型，但在临床中我们更多是要面对患者此时的心理状态而并非根据心理状态将患者分类。因此我们制定心理护理策略时，往往是针对某位患者某个阶段的情绪和心理状态。

多发性硬化患者的焦虑情绪主要来源于对多发性硬化的恐慌，因此要及时给予患者必要的多发性硬化知识，使患者了解自身疾病的特点，以及病灶与神经功能缺损症状之间的关系，以消除患者的过度紧张情绪，同时向患者介绍中西医结合抗复发治疗的成功经验，用典型的成功病例来坚定患者的信心。

多发性硬化患者抑郁情绪护理的重点在于心理疏导和信

心重建。单纯的鼓励、简单的劝慰往往很难奏效，应给予患者必要的心理疏导，了解患者的身体痛苦和心理状态，必要时甚至聆听患者的倾诉。同时尽可能请患者到多发性硬化专病门诊与取得抗复发阶段性成功的多发性硬化患者交流，甚至可以联系临床痊愈的多发性硬化病友给予患者心理帮助。从这两点入手既可以使患者宣泄情绪，又可以帮助其建立自信，从而更好地配合治疗。

乐观型患者心理护理相对比较简单，介绍多发性硬化知识，评估患者病情，注意保持乐观心态，让患者了解影响病情复发的因素，做好病情的自我监测。但是根据经验，乐观型患者多是病情迅速好转（尤其是首次发病）的患者，要注意防止因个别患者文化程度较低、多发性硬化知识缺乏而造成的盲目乐观的心理，此种心理对于多发性硬化的抗复发治疗十分不利，很有可能会因患者大意而增加复发的机会。

二、多发性硬化患者的健康教育

郑绍周教授强调，作为专业的医生要向多发性硬化患者输入浅显易懂的疾病知识，植入科学的疾病防治观念，坚定患者战胜疾病重回社会生活的信心。目前无论从中医还是西医的临床经验看，通过合理的治疗，多发性硬化患者是可以减少复发甚至不再复发的。如果在早期就接受正规的治疗，尤其是中西医结合治疗，多数患者是可以实现回归社会生活的。因此我们要常常鼓励患者：坚持治疗、科学生活。良好的健康教育可以起到比单纯药物治疗更大的疗愈作用。

第八节 典型医案

一、多发性硬化急性期验案

案 1

王某，女，38 岁。2019 年 7 月 22 日初诊。

主诉：双下肢麻木 5 年，再发双下肢僵硬伴双上肢麻木 1 个月。

现病史：5 年前疫苗接种后出现双下肢麻木伴鞍区束带感，就诊于当地医院，诊断为“多发性硬化”，给予相应治疗（具体治疗方案不详），经糖皮质激素治疗后，症状基本消失。1 个月前劳累后再次诱发，当地医院给予口服激素治疗未见改善。现症见：双下肢僵硬，双上肢麻木，纳眠可，二便正常。舌质红，苔白厚腻，脉沉细无力。血压 96/61mmHg，心率 92 次 / 分。

过敏史：磺胺类过敏，否认食物过敏。

辅助检查：① AQP4 阴性；②脑脊液、血液检查未见明显异常。

诊断：多发性硬化病（急性发作期）。

证型：脾肾两虚，毒损脑络。

治法：补肾健脾，解毒通络。

处方：黄芪 30g，晒参 10g，白术 20g，酒萸肉 30g，楮实子 30g，桑椹子 30g，清半夏 10g，刘寄奴 25g，六月雪 25g，五加皮 25g，羌活 15g，独活 15g，全蝎 10g，僵蚕 20g，蜈蚣 3 条，重楼 30g，雷公藤 25g。共 7 剂，水煎服，日 1 剂，两次分服。西医治疗继续激素递减，并给予补钾、补钙等治疗。

二诊：2019 年 7 月 29 日。患者诉精神较前好转，双腿乏力较前好转，右下肢僵硬明显好转，仍有鞍部发紧感，近几日双下肢酸痛感，晨起明显；眠差，易醒，醒后入睡困难，饮食稍差，大便黏，小便正常。脉沉细无力，舌苔白厚，质红。血压 93/67mmHg，心率 103 次 / 分。守上方加减：加生薏苡仁 30g，川木瓜 25g，去桑椹、六月雪、羌活、独活。共 7 剂，水煎服，日 1 剂，两次分服。

三诊：2019 年 8 月 5 日。患者诉精神较前好转，双下肢乏力，伴僵硬发紧感，双上肢偶有过电感，纳眠可，大小便正常，无口干、口渴。运动后双下肢乏力及过电感明显。脉沉细弱，舌苔白厚，质红。血压 105/73mmHg，心率 100 次 / 分。处方：黄芪 30g，力参 10g，白术 25g，柴胡 10g，山萸肉 20g，楮实子 30g，桑椹子 25g，狗脊 25g，全蝎 10g，僵蚕 20g，蜈蚣 3 条，苦参 20g，刘寄奴 30g，六月雪 20g，重楼 30g，雷公藤 25g。共 14 剂，水煎服，日 1 剂，两次分服。

四诊：2019 年 8 月 19 日。患者诉过电感明显改善，下肢偶有轻微发麻感，无力感基本消失，于北京某医院查颈椎、胸椎、腰椎核磁未见明显异常，T细胞亚群未见明显异常。晨起偶有黄痰，纳眠可，二便调。脉沉细，舌苔薄白，质暗红，少津。血压109/80mmHg，心率108次/分。守上方加减：加巴戟天20g，九香虫10g，五加皮25g，去柴胡，狗脊、苦参。共14剂，水煎服，日1剂，两次分服。

患者间断于郑教授门诊随诊治疗，随访2年，患者未见明显复发。

按语：郑教授认为多发性硬化应分为三期，即急性发作期、亚急性期、缓解期。根据患者的临床表现，该患者处于急性发作期，治疗重在祛邪，以解毒化痰通络为主，佐以补肾健脾固护正气。本病案体现了郑教授补肾化痰解毒通络的治法。方中黄芪，性甘温，健脾补肺，补气行血，为补虚之要药；褚实子、桑椹子和狗脊、五加皮两药对为滋补肝肾之要药；重楼、雷公藤苦寒，清热解毒；半夏、白术健脾化痰；全蝎、僵蚕活血通络；巴戟天温补肾阳，填精益髓。从整体观念出发，维持机体阴阳平衡，巩固正气，预防复发。

（秦国燕整理）

案2

郑某，女，37岁。2015年1月9日初诊。

主诉：言语不清伴走路不稳9年，加重1周。

现病史：患者于9年前无明显诱因出现言语不清，伴走路不稳，就诊于当地医院，查头颅MRI示桥脑、中脑多发异常信号，提示脑白质脱髓鞘，诊断为“多发性硬化”，激素冲击治疗后未见好转，后就诊于郑教授门诊，经中药治疗后好转，已停药2年。1周前现症状突然再发且加重，MRI示脑室旁、桥脑、中脑多发异常信号，提示脑白质脱髓鞘，遂来郑教授门诊再次就诊。现症见：言语不清，走路不稳，视力模糊，听力下降，纳眠可，二便调。舌质暗红，舌苔薄白，脉沉细。

诊断：多发性硬化病（急性发作期）。

证型：肾虚毒瘀，痰浊阻窍。

治法：补肾解毒，开窍化痰。

处方：重楼30g，六月雪25g，马鞭草30g，全蝎10g，僵蚕15g，赤芍25g，黄芪30g，党参20g，山萸肉20g，沙苑子25，淫羊藿，泽泻30g，清半夏10g，葛根30g，生薏仁30g，白芥子20g，胆南星15g，炒葶苈子20g，21剂，水煎服，日1剂。另予以豁痰开窍类（麝香复方制剂）中成药。患者拒绝服用西药。

二诊：2015年1月26日。患者诉症状大致同前，精神好转。舌质红，舌苔白中厚，脉沉细。处方：黄芪30g，党参20g，重楼30g，六月雪25g，刘寄奴25g，山萸肉20g，全蝎10g，僵蚕20g，蜈蚣3条，乌梢蛇30g，生薏仁30g，葛根30g，清半夏10g，白芥子20g。30剂，水煎服，日1剂。继续予以豁痰开窍类（麝香复方制剂）中成药。

三诊：2015年4月1日。患者自诉视力较前好转，言语流利，仍有走路不稳，平素痰多，纳眠可，二便调。舌质暗红，舌苔薄白，脉沉细。处方：黄芪30g，党参20g，黄精30g，山萸肉20g，沙苑子25g，泽泻30g，白术20g，葛根30g，清半夏10g，白芥子20g，九节菖蒲15g，重楼30g，苦参 15g，全蝎 10g，僵蚕 20g，炒葶苈子 10g。14 剂，水煎服，日 1 剂。

2016 年 7 月 8 日随访：患者行走较前明显改善，视力未见异常，言语流利。此后患者仍间断于郑教授门诊服用中药，预防复发，至 2021 年 7 月最近一次随访未再复发。

按语：患者此次为多发性硬化病复发。一诊时根据患者症状，辨证为毒瘀痹阻，络瘀痰阻。方中黄芪、党参补气为君药，重楼、六月雪解毒为臣药，加半夏、泽泻、白芥子、胆南星除湿化痰通络，山萸肉、黄精兼顾补肾，葛根、生薏仁通痹，全蝎、僵蚕通络，赤芍活血化瘀通络，炒葶苈子行气佐使各药更好发挥作用，共奏解毒补肾之功。二诊时患者症状减轻，故遵循上法，加用刘寄奴增加解毒之功，加蜈蚣、乌梢蛇加强通络之力。三诊时，患者以肾虚为主要表现，故用补肾之品为主，患者平素痰多，加用白芥子、九节菖蒲之品增加化痰之力。此患者为急性发作期，以邪实为主，重在解毒通络，兼顾补肾。郑绍周教授认为脏腑亏虚、脑髓失养、毒损脑络为多发性硬化的根本病机，强调以调补脏腑、解毒通络为基本治疗法则，在临床治疗过程中全面掌握具体病情，辨证施治，分阶段治疗，疗效显著。

（赵浩林整理）

案 3

李某，男，32 岁。2017 年 3 月 17 日初诊。

主诉：四肢麻木 1 个月，伴腰部束带感 1 周。

现病史：患者 1 个月前出现双下肢麻木无力，渐进展至双上肢，3周前至当地医院以“格林–巴利综合征”为诊断，行丙球冲击治疗5天，上述症状部分消失，但又出现言语不清，舌僵发硬，后于河南省某医院确诊为“多发性硬化”。行激素冲击后，症状缓解。1周前出现腰部束带感，再次住院行激素冲击，现口服甲泼尼龙片24毫克/日。现症见：患者神志清，精神欠佳，易疲劳，双侧上肢，双侧大腿前部及其膝盖酸胀无力，晨起四肢轻微颤动，无力感明显，右侧束带感明显，言语可，视力可，纳眠可，二便调。舌质红，舌苔白腻，脉沉细。血压117/82mmHg，心率100次/分。

诊断：多发性硬化病（急性发作期）。

证型：肾精不足，毒瘀阻络。

治法：补肾解毒，化瘀通络。

处方：黄芪30g，葛根30g，黄精30g，酒萸肉20g，楮实子30g，桑椹30g，覆盆子30g，羌活25g，独活25g，赤芍25g，六月雪25g，苦参20g，全蝎10g，僵蚕20g，蜈蚣3条，乌梢蛇30g，重楼30g。7剂，水煎服，分两次服。西医治疗继续激素递减。

二诊：2017年4月5日。患者自诉服上药后腿部颤动好转，四肢麻木及束带感消失，仍自觉全身乏力，口唇发干，大便不成形，纳眠可。舌质红，舌苔白腻，脉沉弦。血压127/75mmHg，心率118次/分。守上方：患者仍乏力，加人参10g，雷公藤25g，去桑椹30g，赤芍25，覆盆子30g。7剂，水煎服，分两次服。西医治疗继续激素递减，并给予补钾、补钙等治疗。

三诊：2017年4月28日。患者自诉服上药后口发干明显减少，大便正常。现症见：双上肢较下肢乏力明显，久坐感腰部酸困不适，纳眠可，二便正常。舌质红，舌苔白中厚腻，脉沉细。血压127/75mmHg，心率118次/分。现口服甲泼尼龙片5毫克/日。守上方：去黄精30g，苦参20g，羌独活15g；加桑椹30g，刘寄奴25g，白芥子20g，半夏10g，葶苈子10g。7剂，水煎服，分两次服。

四诊：2017年5月19日。患者自诉服药后双下肢无力症状好转，已停用激素10天，现仍有面部痤疮，腰背部酸困明显，四肢仍乏力，双侧脚踝隐痛，饮食可，夜间入睡困难，易醒，大小便可，舌质红，舌苔白腻，脉沉细弦。血压130/79mmHg，心率75次/分。守上方：去酒萸肉20g，雷公藤25g，六月雪25g，白芥子20g，葶苈子10g；加羌活15g，生薏苡仁30g，苦参20g，马鞭草25g，紫草20g。7剂，水煎服，分两次服。

患者服药期间，病情较前稳定，至今仍间断于郑教授门诊口服中药治疗，随访至2021年7月（共4年6个月）无明显复发，仅偶有双膝关节疼痛及疲劳感。

按语：郑教授治疗多发性硬化疾病采用分期论治，该患者属于急性发作期。郑教授认为急性发作期以邪实（毒邪）为主，应重在祛邪（解毒），方中选用解毒化瘀通络之品，如全蝎、僵蚕、蜈蚣、乌梢蛇、重楼解毒通络，佐以刘寄奴、赤芍等加强活血化瘀之功；《灵枢·海论》指出："髓海不足，则脑转耳鸣、胫酸眩冒，目无所见，懈怠安卧。"脑髓神机失用而出现头晕、失明、偏瘫、麻木等症，故此期仍是以肾虚为发病之本，因而在本病的治疗要加强补肾，方中选用大量补肾之品，如黄芪、黄精、酒萸肉、覆盆子等补肾气，配合扶正益气注射液及中成药，巩固治疗，随症加减，随访4年患者无明显复发。

（秦国燕整理）

案4

雷某，女，38岁。2013年6月5日初诊。

主诉：言语不利伴肢体运动不遂1年余，再发加重伴视力下降1个月。

现病史：患者1年前无明显诱因出现言语不利，并进行性加重，后出现肢体运动不遂，于2012年11月在北京某医院诊断为“多发性硬化”，给予激素冲击后症状减轻，出院后口服激素治疗。1个月前患者因感冒诱发，遂于当地医院住院治疗，行激素冲击治疗，效果不佳。现症见：神志清，精神可，自述视力下降，言语不利，右侧肢体无力伴运动不遂，自感全身抖动，平衡力差，头晕头痛，纳眠可，二便调。脉沉细，舌苔白，质紫暗。

既往史：淋巴结核、咽炎。

诊断：多发性硬化病（急性发作期）。

证型：脾肾两虚，毒瘀阻络。

治法：补肾健脾，解毒通络。

处方：黄芪30g，西洋参15g，泽泻30g，生薏苡仁30g，半夏10g，荔枝核30g，葛根30g，赤芍25g，山萸肉20g，九节菖蒲15g，全蝎10g，僵蚕20g，黄精30g，乌梢蛇30g，水牛角粉30g，重楼30g，六月雪25g。7剂，水煎服。西医继续激素递减，并给予补钾、补钙等治疗。

二诊：2013 年 6 月 19 日。守原方半个月，患者自诉症状先有改善后反复，右下肢无力较前加重，右上肢酸沉无力较前加重，自觉咽部有痰，易咯出。纳眠可，服药期间大便 2～3 次 / 日，小便正常。舌苔薄白质红。方药：黄芪 30g，党参 20g，葛根 30g，巴戟天 20g，山萸肉 20g，淫羊藿 30g，羌活 15g，独活 15g，全蝎 10g，僵蚕 20g，沙苑子 20g，威灵仙 20g，豨莶草 25g，重楼 30g，六月雪 20g，鬼箭羽 25g，泽泻 30g，半夏 10g，荔枝核 20g，生薏苡仁 30g，胆南星 15g。7 剂，水煎服。

患者近半年于郑教授门诊坚持中医治疗半年。2013 年 12 月 10 日复诊：患者诉双眼视力较前提高，双下肢无力较前改善，偶有肌肉跳动，仍有言语不清，走路不稳。伴咳痰，纳眠可，二便正常。脉沉细，舌苔白，质暗红。处方：黄芪 30g，葛根 30g，赤芍 25g，生薏苡仁 30g，泽泻 30g，重楼 30g，胆南星 15g，牛蒡子 12g，全蝎 10g，僵蚕 20g，沙苑子 25g，黄精 30g，山萸肉 20g，巴戟天 15g，羌活 15g，独活 15g，六月雪 25g。7 剂，水煎服。

按语：郑教授认为湿毒之邪是引起多发性硬化的常见病因，感受外湿或脾虚失运，水湿内蕴均可导致湿郁经络，气血不畅，则半身不遂；湿热蕴结，三焦气化不利，以致肝失疏泄，脾失健运，使水不化津，渐聚成痰。痰随气升，无处不到，流窜经络，则气血运行不畅而瘀滞，可见肢体麻木；湿蒙清窍，机窍不利，则言语不利，视物不清。《素问·生气通天论》："因于湿，首如裹，湿热不攘，大筋软短，小筋弛长，软短为拘，弛长为痿。”故郑教授提出急性发作期当以清热解毒、祛风除湿为基本治则，可酌配扶正固本之品，常选重楼、生薏苡仁、泽泻、葛根等药，共奏清热解毒、祛风除湿之功效。同时在日常生活中应谨防感冒，保证休息，避免劳累。有的患者病情恢复良好时，一旦外感受邪，常常加重诱发或加重病情。

（李强隆整理）

案5

赵某，男，36岁。2014年8月13日初诊。

主诉：左侧面部及肢体麻木14年，再发加重伴双下肢无力2周。

现病史：患者于14年前突然出现左侧面部、左侧肢体麻木，就诊于郑州某医院诊断为“脱髓鞘疾病”，给予激素治疗后症状好转，2周再次出现左侧面部麻木，且伴双下肢麻木伴无力，就诊于郑州某医院，查头颅MRI示脑室旁、桥脑、中脑多发异常信号，提示炎症或脱髓鞘。寡克隆区带：脑脊液阳性，血清阴性。诊断为“多发性硬化”，再次予以激素治疗，症状消失不完全。现症见：左侧颜面、左侧肢体麻木，双下肢无力，易疲劳，头蒙，入睡困难，偶有胃疼、反酸，纳可，二便调。舌质暗红，舌苔薄白，脉沉细。

诊断：多发性硬化病（急性发作期）。

证型：脾肾两虚，瘀毒阻络。

治法：解毒通络，补肾健脾。

处方：黄芪30g，党参20g，重楼30g，六月雪25g，刘寄奴25g，泽泻30g，清半夏10g，山萸肉20g，黄精30g，葛根30g，羌活15g，生薏仁30g，全蝎10g，僵蚕15g，蜈蚣3条，炒葶苈子10g。21剂，水煎服，日1剂。西医继续激素递减，并给予补钾、补钙等治疗。

二诊：2014年9月29日。患者诉左侧面部、双下肢麻木次数较前减少，易疲劳，眠差，睡眠时间短，泛酸、烧心感较前减轻，纳可，小便正常，大便2次/天。舌质红，舌苔薄白，脉沉细。处方：黄芪30g，党参20g，山萸肉20g，淫羊藿30g，枸杞子20g，沙苑子30g，黄精30g，芡实30g，葛根30g，全蝎10g，僵蚕15g，乌梢蛇20g，重楼30g，六月雪25g，积雪草20g，苍术25g，白术25g，砂仁10g，炒白扁豆30g。21剂，水煎服，日1剂。

其间患者多次门诊随诊，给予补肾解毒治疗，患者病情逐渐好转，近10个月来麻木症状消失，未再发作。

三诊：2015年7月22日。患者诉近10个月来麻木症状消失，平素自觉易乏累，近日饮食不规律，反酸，胃痛，纳差，眠差，入睡困难，休息不佳则头懵，四肢乏力，大便不成形，3～6次/日，小便可。舌质暗红，舌苔薄白，脉沉细无力。处方：黄芪30g，党参20g，苍术25g，白术25g，芡实30g，山萸肉g，巴戟天20g，全蝎10g，乌梢蛇30g，僵蚕20g，苦参15g，白芥子20g，生薏仁30g，刘寄奴20g，白及25g，砂仁10g，海螵蛸25g。21剂，水煎服，日1剂。

门诊随诊至2018年10月，病情未再复发，仅偶有肢体麻木。

按语：多发性硬化的发病之本责之于肾，与肝脾关系密切，脏腑亏虚内生毒邪是多发性硬化发病及复发的关键因素，络脉是毒邪传导通路，因此治疗上补肾解毒通络贯穿疾病治疗的始终。患者一诊时属于多发性硬化急性期，证属毒瘀痹阻，气虚络瘀，以毒瘀痹阻为主。故多用解毒药，方中黄芪、党参补气为君药，重楼、六月雪、刘寄奴、泽泻、半夏解毒为臣药，山萸肉、黄精兼顾补肾，葛根、羌活、生薏仁通痹，全蝎、僵蚕、蜈蚣通络，炒葶苈子行气佐使各药更好地发挥作用，全方共奏解毒补肾之功。二诊时，患者在症状、脉象上以肾虚为主要表现，故加用芡实、枸杞子、淫羊藿、沙苑子等补肾之品；三诊时患者无肢体麻木等症状，因患者有反酸、胃痛等不适，故加用白及护胃、海螵蛸制酸止痛。

（赵浩林整理）

二、多发性硬化亚急性期验案

案1

王某，女，19岁。2012年5月20日初诊。

主诉：头晕，头痛2年余，再发加重伴视力下降3个月。

现病史：2年前无明显诱因出现头晕、头痛伴恶心，遂于郑州某医院住院治疗，行头颅MRI示有多处白质脱髓鞘改变，提示多发性硬化，诊断为“多发性硬化”，予营养神经药物以及激素治疗，症状好转。3个月前无明显诱因头晕再发，为求中医治疗故来就诊。现症见：头晕，伴头痛、视力下降、双手心发热，纳眠可，二便调。舌暗红，舌苔薄白，脉沉细。

诊断：多发性硬化（亚急性期）。

证型：脾肾两虚，痰湿阻滞。

治法：补肾解毒，化痰通络。

处方：黄芪30g，党参20g，葛根30g，黄精30g，女贞子20g，菟丝子30g，莪术30g，淫羊藿30g，泽泻30g，半夏10g，白芥子20g，生薏仁30g，全蝎10g，僵蚕15g，六月雪30g，苦参15g，地肤子25g，徐长卿30g，重楼30g。14剂，水煎服，日1剂。

二诊：2012年6月18日。患者诉症状大致同前，精神好转，舌质暗，苔白，脉沉细。守上方加减，去苦参、地肤子、徐长卿，加砂仁10g，焦三仙各30g。14剂，水煎服，日1剂。

三诊：2012年7月2日。患者诉现无明显症状，仅有面部痤疮。舌质暗红，苔白，脉沉细。处方：黄芪30g，党参20g，葛根30g，黄精30g，女贞子20g，菟丝子30g，莪术30g，赤芍20g，淫羊藿30g，六月雪30g，泽泻30g，半夏10g，白芥子15g，天竺黄12g，苦参15g，全蝎10g，僵蚕15g，重楼30g。10剂，水煎服，日1剂。

患者按每月复诊1～2次，后续治疗以益气补肾、健脾化痰为主。

2013年9月随访：患者诉无明显症状，面部痤疮已好转，余无特殊不适。

2013—2016年多次随访，患者病情稳定，未再复发。

按语：补肾和解毒是治疗多发性硬化的两种基本治法，郑教授认为这两种方法能够调节人体紊乱的免疫系统，使之逐渐恢复平衡，达到减少复发的目的。该案中，患者此次发病3月余，根据临床症状属于亚急性期，此期的治疗上郑教授认为应扶正兼祛邪。肾虚是多发性硬化的发病基础，因此在疾病的各个阶段，均应重视补肾，此期外邪虽减，但尚未完全消退，病情呈现由实转虚或虚实夹杂，湿浊之邪缠绵，故以补肾健脾、解毒祛湿通络为治则。

（弓泽方整理）

案2

贾某，女，23岁。2012年7月22日初诊。

主诉：右侧肢体无力伴麻木4个月余。

现病史：患者4个月前打排球后出现全身酸痛，随后出现右侧肢体麻木无力，伴右侧颈肩部疼痛，当时未予特殊诊治，因肢体无力逐渐加重，随就诊于当地医院，行头颅MRI示双侧大脑半球内白质，颈段脊髓内多发病变，考虑诊断为“多发性硬化”，予以激素冲击治疗，病情好转出院，现症见：双手仍麻木，时有走路不稳，乏力，大便正常，时有小便不利。舌质淡红，苔薄白润，脉沉弦微滑。

诊断：多发性硬化病（亚急性期）。

证型：肾精亏虚，痰湿阻滞。

治法：补肾益精，化痰通络。

处方：黄芪30g，党参20g，葛根30g，淫羊藿30g，巴戟天20g，山萸肉20g，肉苁蓉25g，女贞子20g，菟丝子30g，羌活12g，文术30g，泽泻30g，半夏10g，白芥子20g，六月雪30g，全蝎10g，僵蚕15g，重楼30g。5剂，水煎服。

二诊：2012年7月30日。患者诉双手麻木症状减轻，仍有颈部沉困感，左手拇指发胀症状消失，纳眠可，二便正常，舌质红，苔薄白。血压 85/60mmHg，心率 70 次 / 分。守上方加减：加白术 25g，升麻 12g，乌梢蛇 30g，皂角刺 15g，桂枝 15g，去肉苁蓉、女贞子、菟丝子、羌活。3 剂，水煎服。

三诊：2012 年 8 月 6 日。患者诉症状稳定，未曾复发。处方：黄芪 30g，党参 20g，白术 25g，淫羊藿 30g，葛根 15g，巴戟天 25g，酒萸肉 20g，牛蒡子 12g，羌活 15g，射干 12g，六月雪 25g，文术 20g，泽泻 30g，半夏 10g，白芥子 20g，乌蛇 30g，重楼 30g。14 剂，水煎服。

四诊：2012 年 8 月 20 日。患者诉现仅有在紧张时有排尿等待，纳眠可，二便正常，舌质红，苔薄，脉沉细。守上方加减：加全蝎 10g，僵蚕 15g，胆南星 12g，荔枝核 20g，皂角刺 15g，覆盆子 25g，益智仁 25g，珍珠粉 3g，去葛根、牛蒡子、羌活、射干。20 剂，患者症状稳定。

此后多次于郑教授门诊口服中药治疗，随访 2 年未见复发。

按语：本病案中，患者首诊时症见双手麻木，时有走路不稳，乏力，大便正常，时有小便不利。舌质淡红，苔薄白润，脉沉弦微滑。予以激素冲击治疗，虽未复发，依据临床表现，为多发性硬化病中的亚急性期，此为最关键的阶段。此时虚实夹杂，正邪相争。体内正邪相争结果则直接指向疾病的预后。郑教授在此阶段扶正同时兼以祛邪，所以方中女贞子、菟丝子等补肾益精，巴戟天、酒萸肉等补肾之品，以及重楼、六月雪等清热解毒祛邪之物。

（丁艳怡整理）

案3

金某，女，53岁。2014年4月9日初诊。

主诉：右下肢无力1年。

现病史：患者1年前因感冒出现右下肢麻木无力，且右侧大腿外侧有疼痛感，行走时间较短，遂于郑州某医院就诊，诊断为多发性硬化，服用甲氨蝶呤、强的松，效果欠佳，后于郑教授门诊就诊。现症见：右下肢无力，伴右侧大腿外侧疼痛感，行走时间较短，纳眠一般，二便正常。舌质红，苔白，脉沉细。

辅助检查：脑脊液免疫球蛋白IgG 92.4mg/L；寡克隆电泳阳性。

诊断：多发性硬化病（亚急性期）。

证型：肾精亏虚，脾阳不足，痰瘀阻络。

治法：补肾解毒，益气健脾，化痰通络。

处方：黄芪30g，人参10g，葛根30g，黄精30g，山萸肉20g，巴戟天20g，刘寄奴25g，威灵仙30g，薏苡仁30g，羌活25g，独活25g，全蝎10g，僵蚕20g，蜈蚣3条，六月雪25g，重楼30g，7剂，水煎服，日1剂，两次分服。

二诊：2014年4月18日。患者诉右下肢外侧疼痛感消失，且右下肢无力症状较前好转，可独自行走20分钟，舌质红苔白，脉沉细。守上方加减：去羌活、独活、威灵仙，加积雪草25g，翻白草30g，鸡血藤30g。7剂，水煎服，日1剂，两次分服。

三诊：2014年4月25日。患者诉右下肢无力症状较前明显好转，行走时间仍较短，伸腿时右脚后跟阵发性麻木感。舌质暗红，苔薄白，脉沉细。处方：循上方，去鸡血藤，加淫羊藿 30g，羌活、独活各 15g。7 剂，水煎服，日 1 剂，两次分服。

四诊：2014 年 5 月 5 日。患者诉近期病情较稳定，右侧髋关节及臀部疼痛不适感，纳眠一般，二便正常，循上方 7 剂，水煎服，日 1 剂，两次分服。

此后长期坚持门诊口服中药治疗，随访 2 年无复发。

按语：郑绍周教授根据本病既有功能性损害又有器质性损害，且易反复发作的特点，认为应属于虚损性疾病，正虚为本，邪实为标，且处于多发性硬化病的亚急性期。正虚以脾肾俱虚为主，我们强调肾虚是因为肾虚在多发性硬化的发病中起根本作用，而临床中往往是脾肾两虚居多。邪实以热毒、血瘀、痰湿、内风、脉络痹阻为主。本例患者肾精亏虚，脾阳不足，气血生化乏源，筋脉肌肉失于濡养而发为四肢无力；治以补肾解毒，内补其虚以固本，外祛其邪以治标。补肾和解毒是治疗多发性硬化的两种基本治法，郑绍周教授认为这两种方法能够调节人体紊乱的免疫系统，使之逐渐恢复平衡，达到减少复发的目的。扶正即是祛邪，祛邪即是扶正。正确把握扶正和祛邪的辩证关系是取得临床疗效的关键。方中选用黄芪、巴戟天、山萸肉等具有调节免疫作用，且巴戟天温补肾阳；肉苁蓉、沙苑子等以阳中求阴，阴中求阳，共起益精填髓、扶助肾气之作用，加用黄芪、人参、白术健脾理气，重楼、六月雪清热解毒。

（李强隆整理）

案4

沈某，女20岁。2015年10月30日初诊。

主诉：右侧肢体麻木无力半年，再发加重5周。

现病史：患者半年前，感觉走路不稳，双脚麻木，写字困难，未予治疗好转。5周前因劳累后出现右腿麻木，感觉障碍，右侧胸部以下至右脚麻木。痛温觉障碍。至北京某医院住院治疗，诊断为“多发性硬化”给予激素冲击治疗，好转后出院。现症见：右胸至右脚麻木，痛温觉较前恢复明显，偶有右侧躯体及右下肢发凉。纳差，眠可，二便正常。舌体小质红，苔薄白，脉沉细数。

辅助检查：2015年9月25日颅脑MRI示右侧小脑及延髓异常信号。2015年9月26日脑脊液：寡克隆区带阴性。

诊断：多发性硬化病（亚急性期）。

证型：肾虚毒瘀，脾阳不升，痰湿中阻。

治法：补肾解毒，健脾益气，化痰通络。

处方：黄芪30g，晒参15g，白术25g，川木瓜20g，升麻12g，全蝎10g，僵蚕20g，蜈蚣3条，重楼30g，苦参20g，雷公藤25g，马鞭草30g，砂仁10g，巴戟天20g，酒萸肉20g，黄精30g。7剂，水煎服，每日1剂，药渣加热水泡脚。中成药以益气扶正为主。西医治疗继续激素递减。

二诊：2015年11月4日。患者诉自胸以下至双脚出现过电感，低头时可诱发，腰部酸痛，左上腹部肌肉紧张感，眠差。右脚时热时冷，食欲大增。二便正常。苔白腻，脉沉细。再拟上方加减：去川木瓜、升麻、黄精，加川断25g，生薏仁

30g，狗脊 25g。7 剂，水煎服，每日 1 剂，药渣加热水泡脚。中成药以益气扶正为主。

三诊：2015 年 11 月 11 日。患者述低头电流感减轻，腰部酸痛消失，左上腹肌肉紧张感减轻，右脚发凉感消失，发热感减轻，睡眠明显改善。口干、口苦减轻，腹胀减轻。舌苔白腻，体胖大，脉沉细。处方：黄芪 30g，晒参 15g，白术 25g，升麻 12g，全蝎 10g，僵蚕 20g，泽泻 30g，生薏仁 30g，半夏 10g，白芥子 20g，重楼 30g，苦参 20g，马鞭草 30g，雷公藤 25g，砂仁 10g，巴戟天 20g，酒萸肉 20g。14 剂，水煎服，每日 1 剂。

四诊：2016 年 1 月 13 日。患者述 3 周前出现胸闷、胸部不适，现胸闷消失，胸部束带感减轻，仅胸部发紧，右脚发热，低头时仍有轻度电流感，易汗出，易疲劳，气短，纳食一般，二便可，月经正常。舌红，苔薄白，脉沉细。处方：黄芪 30g，晒参 15g，葛根 30g，羌活 15g，独活 15g，生薏仁 30g，白术 20g，马鞭草 30g，雷公藤 25g，苦参 20g，泽泻 30g，重楼 30g，升麻 12g，酒萸肉 20g，巴戟天 20g，鳖甲 30g，砂仁 10g。7 剂，水煎服，每日 1 剂。

五诊：2016 年 1 月 25 日。患者述服上药后大便次数增多，不成形，腹胀，排气增多，气味臭，眠差。舌苔白腻，脉沉细。上方去升麻，加苍术 25g，白术 25g，芡实 30g。7 剂，水煎服，每日 1 剂。

六诊：2016 年 3 月 2 日。患者述现右脚发热感较前减轻，胸部发紧及腹部束带感均消失，但劳累后会出现。低头时仍有电流感，左上腹肌肉紧张感明显减轻，劳累后出现。入睡困难，梦多，食欲不振，嗳气，易汗出症状消失，二便正常，月经正常。苔白润，脉沉细。处方：黄芪30g，晒参15g，葛根30g，羌活15g，独活15g，生薏仁30g，白术20g，雷公藤25g，马鞭草30g，苦参20g，巴戟天20g，酒萸肉20g，重楼30g，升麻12g，全蝎10g，僵蚕20g，雷公藤30g。7剂，水煎服，每日1剂。

该患者坚持服用中药（每月至少10～20剂）至2018年10月，后如有睡眠障碍、消化不良、疲劳感等原因多次中药治疗。2021年8月随访，患者5年来未再复发，受凉后可有轻微腰腹部束带感，睡眠不足时疲劳感增加，余无明显异常。

按语：患者在首诊至第五诊时，处于亚急性期。多发性硬化病急性发作期主要病机为肾虚（或脾肾两虚）加邪毒入里，耗伤正气，脑髓损伤，形成多发病灶，症见多端。亚急性期属于正邪相交，已经有一段时间，肾虚与毒邪处于一个长期范围内拉锯的形势。久病正气更虚，而毒邪则可能更甚或者转而更弱，也可能毒邪转为伏邪入里。此疾病时期，经过西医激素冲击治疗后，症状可能有所缓解，但依旧病势凶险，扶正祛邪同等重要，决定了疾病后期走向。所以方中用到清热解毒祛邪通络的重楼，祛风通络的全蝎、僵蚕，除湿通络的半夏、苍术、白术、马鞭草。在祛邪的同时，也兼顾补肾健脾扶正，例如黄芪、晒参、酒萸肉、巴戟天。

（丁艳怡整理）

案5

刘某，女，25岁。2018年11月2日初诊。

主诉：间断头晕3月余。

现病史：患者3个月前因淋雨吹空调后出现头晕、头部沉重感且伴有步态不稳，于上海某医院住院治疗，经检查后确诊为“多发性硬化”，治疗后步态不稳改善，但头晕仍未好转，出院后口服甲钴胺片1片/日，维生素$B_1$6片/日。现症见：头晕、头部发沉，平躺时头晕减轻，情绪较差时头晕加重，长时间行走后右腿近端有麻木感，纳食差，睡眠差，小便可，大便干，日行2～3次。舌苔白薄，质红，脉沉细数。血压114/80mmHg，心率104次/分。

头颈胸椎MRI（2012年5月25日同济医院）：T4～T5锥体水平脊髓异常信号；脑脊液AQP4抗体阴性；头颈MRI（2018年8月30日同济医院）：右侧半卵圆中心、左侧侧脑室白质脱髓鞘；颈胸髓MRI：颈髓及胸髓异常高信号。

诊断：多发性硬化病（亚急性期）。

证型：脾肾亏虚，湿热内蕴，毒损脑络。

治法：补脾益肾，清利湿热，解毒通络。

处方：黄芪30g，人参10g，葛根30g，山萸肉20g，楮实子30g，桑椹子20g，羌活15g，独活15g，豨莶草30g，黄柏15g，苦参20g，薏苡仁30g，全蝎10g，僵蚕20g，蜈蚣3条，重楼30g，雷公藤30g，六月雪20g。14剂，水煎服，日1剂，两次分服。

二诊：2018年11月16日。患者自述服药后睡眠及纳食改善，左腿及左侧足部有麻木感，腰背部，呈间断性，纳眠可，二便正常，余未见明显不适，舌质红，苔薄白，脉沉细。血压106/68mmHg，心率98次/分。守上方加减：去葛根、山萸肉、苦参、六月雪、薏苡仁，加白术20g，续断25g，狗脊25g，巴戟天20g，刘寄奴25g，砂仁12g。14剂，水煎服。

三诊：2018年12月2日。患者自诉仍有左侧足部麻木感，左侧膝关节及左侧大腿根部沉重感，双手出现轻微的不自主颤抖，前胸后背及颜面部出现散在的红色小皮疹，纳食可，睡眠欠佳，易醒，大便干结，2～3日一行，小便正常。舌质红，苔薄白，脉沉细。血压104/60mmHg，心率80次/分。守上方加减：黄芪30g，人参10g，葛根30g，羌活12g，当归25g，川芎20g，赤芍25g，肉苁蓉30g，鸡血藤25g，川牛膝25g，全蝎10g，僵蚕20g，蜈蚣3条，五加皮25g，雷公藤25g，砂仁10g。14剂，水煎续服。

四诊：2019年1月14日。患者自诉服上药后，自觉左侧大腿及足部麻木、沉重感较前减轻，仍散在颜面部及前胸、后背皮疹，双手仍有不自主抖动，纳可，自觉口干口苦，睡眠仍稍差，半夜易醒，醒后不易入睡，大便仍偏干，小便正常。舌质红，苔薄白，脉沉细。处方：黄芪30g，人参10g，葛根30g，楮实子30g，桑椹子25g，川木瓜25g，羌活15g，独活15g，赤芍25，珍珠粉6g，六月雪25g，全蝎10g，僵蚕20g，蜈蚣3条，五加皮25g，重楼30g，雷公藤25g。14剂，水煎服。

五诊：2019年3月1日。患者服上药后，自觉左侧大腿及足部麻木、沉重感明显减轻，皮疹减少，双手仍有轻微的颤抖，纳食可，睡眠较前好转，仍容易醒，醒后不易入睡，偶有大便干结，小便正常，晨起口干口苦。舌质红，苔黄，脉沉细。处方：守上方，患者肢体麻木减轻故去羌活、独活、珍珠粉，另加黄精30g，炒枣仁30g，补肾安神。21剂，水煎服。

后患者症状好转，为防止复发，患者近几年多次于郑教授门诊继续服用中药巩固治疗，随访2年患者病情稳定。

按语：患者以“间断头晕3月余”为主诉，根据患者病程，为多发性硬化病的亚急性期，郑教授认为该患者急性期有共济失调的症状表现，是为毒损脑络的具体表现。在治疗上应以扶正兼祛邪。大量糖皮质激素冲击治疗后，导致部分患者脾失健运、湿浊内生。湿而化热，故以补脾益肾、清利湿热、通络解毒为治则。药用黄芪、人参健脾益气，巴戟天、山萸肉补益先天之本，两者结合培扶先后天之本，提高机体抵御病邪能力，以助祛除之力；重楼、六月雪、刘寄奴、雷公藤清热祛湿、解毒通络；全蝎、僵蚕除风通络；水蛭活血逐瘀，通经活络；眠差，以酸枣仁安神助眠，其间予以安神，扶正类中成药辅助治疗，为巩固疗效、预防复发，继续间断服中药。同时嘱患者避风寒，慎起居，调饮食，畅情志。

（秦国燕整理）

三、多发性硬化缓解期验案

案1

刘某，女，20岁。2019年3月9日初诊。

主诉：左脚踝部僵硬不适1年，加重半年余。

现病史：2017年9月行走时自觉左脚尖偶有触地，未给予重视；2017 年 12 月跑步时，自觉左脚内翻，间断性发作。2018 年 11 月前后上述症状加重，行走脚踝僵硬，足背背翻时费力，左上肢不适感，左肩部酸困疼痛，左手较右手灵活，就诊于新乡某医院，查头颅腰椎 MRI 示：①右侧皮质脊髓束，双侧视束变形性病变；②骶 3 锥体信号异常，考虑为血管瘤；③ L1 ～ L4 棘突左右软组织肿胀，诊断为多发性硬化，给予甲强龙冲击治疗，症状缓解后出院。先症见：左脚踝部僵硬不适，足背背翻时费力；左上肢不适感，左肩部酸困疼痛，左手欠灵活，左下肢膝关节屈伸时欠灵活，偶有右枕部疼痛，纳眠可，二便正常。舌质红暗舌苔白腻，脉沉细。血压 134/80mmHg，心率 86 次 / 分。

诊断：多发性硬化病（缓解期）。

证型：脾肾气虚，痰湿阻滞。

治法：益气补肾，解毒化痰。

处方：黄芪 30g，生晒参 10g，葛根 30g，楮实子 30g，桑椹子 30g，羌活 15g，独活 15g，川木瓜 25g，五加皮 25g，刘寄奴 30g，六月雪 25g，苦参 20g，全蝎 10g，僵蚕 20g，蜈蚣 3 条，雷公藤 25g，重楼 30g。7 剂，水煎服，日 1 剂。另予化瘀散结、益气扶正、豁痰开窍类中成药和中药针剂。

二诊：2019 年 3 月 15 日。患者自诉服上方后第 2 日感觉症状加重，近日自觉左脚脚踝部僵硬较前好转。行走时脚尖仍有触地感，脚踝部僵硬不适，左脚冰凉感，双手自觉欠灵活，服药时有腹胀、腹泻症状，近日好转。纳可，眠可，大便可，小便正常。舌质红暗舌苔薄白，脉弦细。血压 117/78mmHg，心率 83 次 / 分。方药加减：黄芪 30g，生晒参 20g，葛根 30g，楮实子 30g，桑椹 20g，羌活 15g，独活 15g，豨莶草 25g，五加皮 25g，丹参 30g，水牛角 10g，全蝎 10g，僵蚕 20g，蜈蚣 3 条，苦参 20g，白花蛇舌草 30g，六月雪 30g，重楼 30g。14 剂，水冲服。另予豁痰开窍类中成药。

三诊：2019 年 3 月 29 日。患者自诉服药后效果不明显，仍有行走时左脚踝关节不灵活，久立后双下肢有乏力感，左侧稍重。久坐后，自觉左侧肢体欠灵活，左上肢乏力较前加重，左肩部偶有疼痛，右侧枕部有钝痛，双脚发凉，纳可，眠差，梦多，醒后精神差，大小便正常。舌质淡红舌苔白，脉弦数。血压 125/85mmHg，心率 85 次 / 分。方药加减：黄芪 30g，生晒参 10g，山萸肉 20g，楮实子 30g，桑椹子 25g，羌活 15g，独活 15g，豨莶草 25g，五加皮 25g，海风藤 25g，九香虫 10g，六月雪 25g，全蝎 10g，僵蚕 20g，蜈蚣 3 条，重楼 30g，雷公藤 25g。14 剂，水冲服。另予豁痰开窍类中成药。

患者按每月复诊 1 ～ 2 次，后续治疗以补肾健脾，祛风通络为主。

2020 年 5 月 3 日复诊：患者诉大部分症状减轻，仍有左脚踝关节稍欠灵活，偶有左上肢酸痛感，眠差，舌质淡红舌苔薄黄，脉弦数。

按语：本案中，患者左脚踝部僵硬不适，足背背翻时费力，左上肢不适，左肩部酸困疼痛，左手欠灵活，左下肢膝关节屈伸时欠灵活，脉沉细，舌苔白舌质红暗，这些症状表现与中医痿证极为相符。患者正气亏虚，易感外邪，脏腑功能失调，毒邪内生。治以“培元固本”“攻补兼施”，调补脏腑抗内毒滋生，提高抵御外邪侵袭能力。患者气虚脏虚气亏，气不摄血，虚不受补，故重用黄芪、山萸肉，甘温补益，补气生血、扶正排毒；因痰毒、瘀毒内伏，施以重楼解毒通络，少施虫药僵蚕、蜈蚣搜刮络道中的痰浊瘀毒。郑绍周教授在治疗中始终强调顾护胃气，佐以生晒参入脾胃经，健脾益气畅气机。全方共奏化痰祛瘀、解毒通络，兼以补益肝肾、益气健脾之效。

（弓泽方整理）

案 2

王某，女，38 岁。2019 年 7 月 22 日初诊。

主诉：双下肢僵硬伴双上肢麻木 1 月余。

现病史：患者自诉 2014 年因注射乙肝疫苗诱发多发性硬化，以“双下肢麻木无力”为主，伴有鞍区紧缚感，就诊于当地医院，治疗方案不详，治疗效果不佳。1 个月前因劳累再次诱发症状，为求进一步治疗遂于我院就诊。现症见：双下肢僵硬，双上肢麻木，纳眠可，二便正常。脉沉细无力，舌苔白厚腻，质红。血压 96/61mmHg，心率 92 次 / 分。

药物过敏史：磺胺类。

辅助检查：① AQP4 阴性；②脑脊液检查、血常规未见明显异常；③头颅 MRI 未见明显异常。

诊断：多发性硬化病（缓解期）。

证型：肾虚生风，痰湿中阻。

治法：息风化痰，补肾健脾益气。

处方：黄芪 30g，人参 10g，白术 20g，半夏 10g，山萸肉 20g，楮实子 30g，桑椹 25g，羌活 15g，独活 15g，全蝎 10g，僵蚕 20g，蜈蚣 3 条，刘寄奴 30g，六月雪 25g，五加皮 25g，重楼 30g，雷公藤 25g。7 剂，水煎服，另予以益气扶正类注射液辅助治疗。

二诊：2019 年 8 月 5 日。患者连服上药半个月，精神状态较前改善，双下肢乏力伴僵硬发紧感，双上肢偶有过电感，活动后加重，无口干口苦，纳眠可，大小便正常。脉沉细弱，舌苔白厚质红。血压 105/73mmHg，心率 100 次 / 分。处方：黄芪 30g，人参 10g，白术 20g，柴胡 10g，山萸肉 20g，楮实子 30g，桑椹 25g，狗脊 25g，全蝎 10g，僵蚕 20g，蜈蚣 3 条，重楼 30g，苦参 20g，刘寄奴 30g，六月雪 20g，雷公藤 25g。7 剂，水煎服。

三诊：2019 年 10 月 14 日。患者继续于郑教授门诊中药治疗 2 个月，四肢麻木感明显改善，活动后麻木感、无力感较前减轻。10 月 10 日于北京某医院查颈胸腰椎未见明显异常，T 细胞亚群未见明显异常。现症见：下肢仍有发麻，蚁行感，四肢肌肉酸痛感，纳眠可，二便调，无口干、口苦。脉沉细，舌苔薄白质暗红，少津。处方：黄芪 30g，人参 10g，白术 20g，半夏 10g，山萸肉 20g，楮实子 30g，巴戟天 20g，桑椹 20g，全蝎 10g，僵蚕 20g，蜈蚣 3 条，九香虫 10g，重楼 30g，刘寄奴 30g，六月雪 25g，五加皮 25g，雷公藤 25g。7 剂，水煎服。

按语：多发性硬化具有症状变化多端、易复发、病理损害进行性加重、致残率高等特点，中医大多按痿证论治，属于顽症之一。郑绍周教授经过多年的临床实践体会到毒损脑髓是多发性硬化的基本病机之一，毒邪又分为热毒、湿毒、痰毒、瘀毒、风毒等，其中尤以湿毒、热毒为突出，因此，郑教授抓住这些特点，在临床上灵活运用补肾和解毒两大方法，取得了较好的疗效。患者初诊之时，处于多发性硬化病缓解期，因劳累诱发症状，症见肢麻僵硬，四诊合参，脉沉细无力，舌苔白厚腻，质红，辨证为肾虚生风，痰湿中阻，治以息风化痰、补肾健脾益气，兼以化瘀、解毒，收效良好。

（李强隆整理）

案3

负某，男，43岁。2015年5月15日初诊。

主诉：左下肢麻木伴怕冷、易疲劳8月余。

现病史：患者8个月前无明显诱因出现左下肢麻木、无力，行动不能，于当地医院诊断为“多发性硬化”，给予激素冲击治疗后减轻，现左下肢麻木遇冷加重，得温则减。舌质红，苔白厚，脉沉细。

2014年8月6日MRI检查：胸10～胸11椎间水平脊髓病变，考虑脱髓鞘或炎性病变。

诊断：多发性硬化病（缓解期）。

证型：肝肾不足，痰瘀阻络。

治法：补肝益肾，化痰通络。

处方：黄芪30g，葛根30g，生薏苡仁30g，泽泻30g，半夏10g，白芥子20g，全蝎10g，僵蚕15g，乌梢蛇30g，重楼25g，六月雪25g，雷公藤25g，川木瓜30g，苦参20g，酒萸肉20g，黄精30g。7剂，水煎服，日1剂，分两次服用。

二诊：2015 年 6 月 3 日。服用上方后，怕冷症状明显减轻，偶有疲惫，下肢有沉困感，纳差，二便可，眠可。舌质暗，苔白厚腻，脉沉细。守 5 月 15 日方，加刘寄奴 25g，7 剂水煎服，日 1 剂，分两次服用。

三诊：2015 年 7 月 1 日。患者述上方服用了 15 剂，左下肢麻木、怕冷症状及下肢沉困感较前明显减轻，但仍有怕冷，多汗明显。服药后胃部不适，纳差。舌暗，苔白厚腻，脉滑。处方：黄芪 30g，葛根 30g，生薏苡仁 30g，泽泻 30g，苍术 25g，白术 25g，芡实 30g，半夏 10g，白芥子 20g，全蝎 10g，僵蚕 15g，乌梢蛇 30g，重楼 25g，六月雪 25g，川木瓜 30g，苦参 20g，酒萸肉 20g，黄精 30g，刘寄奴 25g。14 剂，水煎服，日 1 剂，分两次服用。

四诊：2015 年 8 月 3 日。患者述上方服用 1 个月，服药后症状减轻。左下肢麻木症状现已消失，但遇冷时间较长后仍有不适感。怕冷乏力症状明显减轻。汗出异常（由常温环境进入空调房间后汗出增多，晒太阳后汗出减少）。舌苔薄白，脉滑略沉。处方：黄芪 30g，党参 20g，生薏苡仁 30g，泽泻 30g，苍术 25g，白术 25g，芡实 30g，半夏 10g，白芥子 20g，全蝎 10g，僵蚕 20g，乌梢蛇 30g，重楼 30g，六月雪 25g，雷公藤 30g，苦参 20g，酒萸肉 25g，黄精 30g。28 剂，水煎服，日 1 剂。

五诊：2015 年 9 月 2 日。患者述服药后症状明显改善，肢体麻木乏力症状明显减轻，仍有怕冷，出汗症状如前，初起服用上方出现腹泻，后消失。脉沉细，舌苔白。黄芪 30g，党参 20g，生薏苡仁 30g，苍术 20g，白术 20g，半夏 10g，乌梢蛇30g，重楼30g，六月雪25g，苦参20g，全蝎10g，僵蚕30g，白芥子20g，酒萸肉20g，巴戟天20g，沙苑子30g，黄精30g。28剂，水煎服，日1剂。

小结：患者在首次就诊时距离首次发病已经过去8个月，处于缓解期。这一时期虚实夹杂，正邪相争，根据症状体征可知已损伤后天之本，导致脾气虚弱。是否能抗邪，在于脾气的强弱，所以在此时期，郑教授以补中焦脾气为主，同时兼顾驱除邪气，适当补肾，根据个体化差异，不拘泥于缓解期一定以补肾为主。故方中重用黄芪为君药，补中、益气、健脾，补后天之本。臣药以白术、泽泻、薏苡仁等利水渗湿。肾虚是多发性硬化的发病基础，所以在此阶段也重视补肾，以沙苑子、黄精等补肝益肾固精。根据患者症状的反复，兼有湿热症状，也有用到六月雪、重楼、苦参来清热解毒通络。经过近4个月的中医治疗，患者大部分症状已经好转，尤其是肢体麻木症状改善明显。

六诊：2015年11月18日。患者述大部分症状已经好转。气温低时会有左腿麻木，胸部束带感等。气温偏高时症状消失，如常人。右侧腰部不适，乏力症状明显减轻。脉沉细，舌苔白，舌质红。2015年11月13日复查MRI：胸10～胸11椎间水平脊髓病变，增强未见明显异常强化。守上方加刘寄奴25g，雷公藤25g，马鞭草30g，五加皮20g，20剂 水煎服，日1剂，分两次服用，药渣加热水泡脚。

按语：在此次治疗中，患者临床症状逐渐好转，在治疗多发性硬化时，郑教授补肾和解毒同时并进，标本兼治。方中黄芪味甘性温，健脾补肺，补气行血，尤宜于气虚血瘀诸证，为补虚之要药；重楼苦寒，清热解毒，清半夏、党参、白芥子、白术健脾化痰；全蝎、葛根、僵蚕活血通络；巴戟天、淫羊藿温补肾阳，填精益髓。郑教授在临床实践中发现，黄芪可增强人体免疫作用，重楼抑制炎症反应、调节免疫、抗肿瘤的作用明显。郑教授认为肾精不足，髓海空虚是多发性硬化的发病基础。脾为后天之本，脾不足加之先天肾的亏虚，则精血不充，肌肉筋脉失养，见腰膝酸软，畏寒肢冷，肢体无力，肌肤不仁。正虚则内生湿浊痰瘀，外感六淫、毒邪，导致经络阻滞，筋脉肌肉失养。因此，中医治疗应以补肾健脾、解毒通络为主。此外，适当运动应以不引起疲劳为度，加强防护，避免受凉尤为重要。

（丁艳怡整理）

案 4

梁某，男，46 岁。2015 年 3 月 6 日初诊。

主诉：双下肢麻木 10 个月。

现病史：患者 10 个月前出现双下肢麻木，在郑州某医院诊断为“脱髓鞘病”，后到多家医院采用中西医及激素冲击疗法后，效不佳。现症见：双下肢麻木，纳可，眠差，二便调。舌苔白，质红，脉沉细。

辅助检查：寡克隆区带脑脊液阳性，血清阴性。

诊断：多发性硬化病（缓解期）。

证型：脾肾亏虚，毒瘀阻络。

治法：补肾健脾，解毒通络。

处方：黄芪 30g，人参 10g，葛根 30g，酒萸肉 20g，沙菟子30g，巴戟天20g，刘寄奴30g，六月雪25g，薏苡仁30g，泽泻30g，苍术25g，白术25g，芡实30g，羌活15g，独活15g，全蝎10g，僵蚕20g，乌梢蛇30g，重楼30g。6剂，水煎服，日1剂，两次分服。

二诊：2015年3月13日。患者诉双下肢麻木感减轻，胸部偶有刺痛感。守上方，7剂，水煎服，日1剂，两次分服。

三诊：2015年3月20日。患者自诉症状改善，下肢较前有力，双下肢麻木稍改善。守上方加减：去苍术、白术、芡实，加半夏10g，白芥子20g。7剂，水煎服。

四诊：2015年3月27日。患者自诉服上方症状减轻，精力较前充沛。守上方，7剂，继服。

后该患者每周复诊一次，中药随症加减，以益气补肾、化痰通络主要治则。2年内未再复发。

按语：郑教授认为肾为先天之本，内藏元阴元阳，为生命活动之根，受五脏六腑之精而藏之。藏精主骨生髓，肾中阴阳为机体正气之本，对机体的免疫功能起着重要的调节作用。肾虚则五脏六腑皆虚，从而脏腑功能低下，代谢紊乱，致痰致瘀，变生诸病。郑教授根据《素问·痿论》“肾虚气热”理论以及历代医家的认识，提出肾精不足、髓海空虚是多发性硬化的发病基础，补肾益气是主要的治疗方法，常用药物为黄芪、淫羊藿、菟丝子、仙茅、巴戟天、山萸肉、杜仲、女贞子等，辅以清热、化痰、活血、祛风等清除内毒，促进脏腑功能的恢复。

（赵浩林整理）

第四章

弟子心悟

吾辈承郑教授学术之思想，师授玉言，贯穿理法方药。每每临证，郑教授传精要、开思路、验临床，屡起沉疴杂病。重五行，研其精义，行行相关，无执一脏；善经方，重时方，自拟验方，巧妙组合，不拘一格。随证治之，据证应变，方精药专，灵活加减。俗语说："真传一句话，假传万卷书。"郑教授传道，授之以渔，裸裎相待，医道无穷，吾辈其路修远。本章主要整理郑绍周教授的学术思想对其学术继承人的启发和感悟。

一、郑绍周谈升降理论

郑教授常言：升降理论是中医治疗的基本理论体系，要学会从气机的升降出入运动探析疾病的发生发展，建立升降理论与疾病的联系，全面认识疾病，从而干预、减少疾病的发生发展，为临床提供新的治疗思路与方法。

正所谓"清阳出上窍，浊阴出下窍；清阳发腠理，浊阴走五脏；清阳实四肢，浊阴归六腑"，气的升降是机体自体内气机的有序回旋运行，其出入是体内外之气相互交接的运行。气血津液的产生、输布、排泄亦通过气机升降出入而完成。人之眼、耳、鼻、舌、身、意、神识，能为用者，皆由升降出入之通利也。所以说"五脏元真通畅，人即安和"。郑教授常常从中医角度言传身教，认为气是一种活动性很强的精微物质，是构成人体和维持人体生命活动的最基本物质，是脏腑发挥正常生理功能的基础，能流行全身，无处不到，并且与津、血等生命物质的生成和运行密切相关，而升降出入是气机运动的四种基本形式，同时也是人体生命活动的基本形式，所以说人体的生命活动就是“气”的运动变化的具体体现。郑教授认为，气的升降出入是人体进行生命活动，维持健康状态的根本。

郑教授博学多闻，常常教导吾辈勿忘经典，学会从经典和临床中理解升降理论之要义。正如《读医随笔》所言：“升降出入者，天地之体用，万物之橐蘥，百病之纲领，生死之枢机也。”所谓升降理论，即从整体恒动出发，研究人体生理活动、病理变化等内在规律的学说，用以阐释机体生理病理、阐明药性和指导临床实践，是中医学认识疾病的一种最基本的理论体系之一。它既是人们认识人体生理、病理的宏观理论，又是人体生命活动的一种重要形式。论及升降，万物皆有升降，“天以五运六气化生万物”，于凡天地之间，浮沉升降之机，阴阳阖辟之运，气化推迁，消息盈缩之数，人身之寒热虚实，顺逆表里之异，镜莹于中。《素问·六微旨大论》言“非出入，则无以生长壮老已；非升降，则无以生长化收藏”，故气机的升降出入乃为万物生长化收藏之根源，而《素问·阴阳应象大论》说“天有四时五行，以生长收藏，以生寒暑燥湿风”，《素问·六元正纪大论》曰“天地升降，不失其宜，五运宣行，勿乖其政”。清气向上而主外，浊气向下而主内，清浊升降，各守其位，气机升降出入正常，则五脏运行各司其职，从而使人体达到营卫协调，气血和畅，阴阳相荣，共同维持着机体内的动态平衡。但是气机出入升降一旦失常，阴阳协调平衡被打破，就会出现一系列病理状况，正如《素问·六微旨大论》所言“四者之有，而贵常守。反常则灾害至矣”。气机升降理论立足于“动态平衡”，将气机升降与各脏腑组织的功能活动、精微物质的输布、能量的代谢等环节紧密渗透连贯，高度概括了机体生理活动和病理变化的基本表现形式。它是人体生命活动的基础，是保证脏腑气机调和、阴血化生的根本。气机流利往复、循环不休的正常运动，是维持人体生理功能的基本保障。气机升降是人体生命活动的基本形式，外感、内伤、七情等均可引起气机升降失调而致病。气机升降运动是阴阳五行变化等本质所在，万物生化化生无不存于气机升降之中。

郑教授认为气机升降的动力有赖于肾阴肾阳的和合。张景岳言“天之大宝只此一轮红日，人之大宝只此一息真阳”，诸阳之中，非肾阳不能温养。《黄帝内经》有云“人年四十而阴气自半，起居衰矣”，“阳气者，若天与日，失其所则折寿而不彰”。故有“五脏之阳气，非此不能发”之说，高度概括了肾阳对脏腑经络各种机能的推动作用，对全身形体官窍的温煦作用及对精血津液对化生和运行输布对促进激发作用。所以说肾阳为全身阳气之根本，是升降运动的原始动力。随着年龄增长，肾气逐渐亏虚，累及肾阳，命门火衰，全身脏腑失去温养，功能低下。肾阳充足则促进温煦、气化，载精上行养脑，使脑髓充盈。“非精血无以立形体之基，非水谷无以成形体之壮”，李东垣在《脾胃论》中云：“清浊之气皆从脾胃出……脏腑的升降沉浮，以脾胃为枢纽。”王孟英在《随息居霍乱论》中亦云：“足太阴脾，土脏也，其应在湿，其性喜燥，镇中枢而主升清降浊之司。”根据脾胃的生理特性，脾胃位居中州，燥湿相济，升降相因则清气上升，浊气下降，为全身气机升降之枢纽，中焦脾胃为气机升降运动的枢纽。而肾为先天之本，为真阳所寄之处；脾胃为后天之本，乃气血生化之源。脾胃收纳精微水谷，必须要借助肾中阳气的温煦。如果肾阳不足，不能够温煦脾阳或者是脾阳虚衰，致使肾阳受损，气机升降失常，则变生诸病。故而，郑教授在临床治疗疾病时，除了重视升降理论的运用，更提出了治疗中应顾护肾气，调理补益肾阴肾阳。尤其在治疗多发性硬化时，更是如此。

（武继涛、李强隆整理）

二、郑绍周谈补肾法治疗多发性硬化

郑教授从事中医教学及临床工作50余年，积累了丰富的临床经验，擅长治疗多种内科杂病，尤其在中风病、血管性痴呆、多发性硬化等神经内科疾病及内科发热性疾病等疑难杂病的诊断与治疗上，注重对经典的研究，从宏观的高度考究中医理论之利弊，倡导中西医优势互补，主张中西合参。在对多发性硬化的治疗上，匠心独具，着眼于扶正固本，提出了“补肾法”法，临床取得了较好疗效，吾辈有幸跟随郑教授侍诊，受益匪浅。郑教授指出，西医学对MS尚无特效治疗方法，主要采用激素及免疫抑制剂的应用，但其远期疗效较差，易反复发作，且毒副作用较大，费用昂贵。中医学在治疗多发性硬化方面却有明显的优势，远期疗效较好，复发率低，毒副作用小，与西药合用可以降低西药的毒副作用，易为国人所接受。

MS 临床表现为运动感觉障碍和自主神经功能障碍，如眼球运动不灵活、复视、肢体无力、肢体束带感或过电感。中医辨病属于“痿证”“视瞻昏渺”“青盲”“眩晕”等范畴，其病位在脑，与肝、肾、脾、胃等脏腑相关，主要病因多为外感六淫、饮食不节、情志内伤或先天不足。郑教授博古通今，融会贯通，结合自己多年临床经验，认为本病虽然病因复杂，涉及多个脏腑的功能失调，但与脾肾两脏功能失调密切相关。肾为先天之本，为生命活动之根，人之生长、发育、生殖、衰老，均关系到肾；脾为后天之本、气血津液生化之源，人之四肢、肌肉有赖于先后天气血津液的不断充养，才能使肌肉丰满，四肢活动有力，身体健壮。肾在体合骨，生髓，通脑。髓分为骨髓、脊髓和脑髓。脊髓上通于脑，脑由髓聚而成，正如《灵枢·海论》曰：“脑为髓之海。”因此肾精充足，髓海得养，脑发育健全，则思维敏捷，精力充沛。反之则见“脑转耳鸣，胫酸眩冒，目无所视，懈怠安卧”，因此，脑髓病变尤其是本虚性病变，常需补肾填精。五脏之中，多发性硬化与肾的关系最为密切。《素问·八正神明论》云“血气者，人之神”，说明气血是神产生的物质基础，脑必须在气血的濡养下才能发挥正常的生理功能。脾胃为后天之本，肾为先天之本，肾精以先天之精为基础，由后天之精充养，先天与后天相互资生、相互促进，且病理上两者常互相影响，互为因果。核磁共振成像显示，多发性硬化患者其病灶在脑或脊髓，或两者兼有。

郑教授秉承中医整体观念，深谙辨证论治之精髓，同时对西医生理、药理学有深刻的研究，从中医、西医角度多方面认识疾病发病机制，遣方用药以中医辨证为原则，并参考现代药理研究结果，在临床治疗中真正实现中西医结合。现代药理研究证明，方中诸药可从不同方面调节免疫和内分泌功能。比如淫羊藿多糖可促进 T 淋巴细胞的增殖，并可促进 TS 细胞（抑制性 T 细胞）产生，淫羊藿苷可减少 TS 细胞产生，表明淫羊藿对机体免疫功能有双向调节作用。淫羊藿总黄酮（TFE）对一般性炎症和免疫性炎症均有不同程度的抑制作用。黄芪对免疫系统具有双向调节作用，能使紊乱的免疫功能恢复有序。黄芪多糖具有免疫调节作用，其机制大体上可通过对单核－巨噬细胞、自然杀伤细胞（NK）、T 细胞、B 细胞、细胞因子及神经－内分泌－免疫网络的调节实现提高机体抗病能力，达到防病治病的目的。此外，黄芪总苷、黄芪黄酮还具有抗炎、抗病毒的作用。

郑教授在吾辈跟诊临证时每每强调，肾精不足，髓海空虚是 MS 的发病基础。肾精充养脏腑，脏腑精血上荣于目，精血亏虚，目失所养，则视物重影或眼球运动不灵活；脾为后天之本，脾肾亏虚则精血不充，肌肉筋脉失养，见腰膝酸软、畏寒肢冷、肢体无力、肌肤不仁。正虚则内生湿浊痰瘀，外感六淫、毒邪，导致经络阻滞，筋脉肌肉失养。因此，中医治疗应以补肾健脾、解毒通络为主。

肾虚既是多发性硬化的发病之本，故补肾益气是郑教授主要的治疗方法。郑教授认为，肾虚不仅是多发性硬化的始动因素，病情缠绵亦易导致肾气虚或五脏功能减退。《医学衷中参西录》中说："惟觉骨软不能履地者，乃骨髓枯竭，肾虚不能作强也。"因此，郑教授推崇把补肾益气作为一种基本治法广泛应用。肾气为人身元气之根，肾气足则五脏充，气化正常，痰饮、瘀血渐消缓散，神经功能逐渐恢复正常，且不易复发。常用药物淫羊藿、黄芪、菟丝子、仙茅、巴戟天、山萸肉、杜仲、女贞子等。其中，郑教授最擅长应用的是淫羊藿和黄芪。淫羊藿味辛、甘，性温，归肝、肾经，有温肾阳、强筋骨之效。黄芪味甘，性微温，归脾、肺经，具有健脾补中、升阳举陷、益气固表之功效。黄芪益气健脾而补后天之本，通过后天培补先天，这是郑教授补肾法的重要特点。

郑教授临证多见多发性硬化的缓解期，多是久治不愈或是反复发作的患者，其中虚者十居八九，故郑教授治疗多发性硬化时着眼于虚，重在健脾补益气血、滋补肝肾，兼顾化瘀除痰，始终谨守病机，理、法、方、药丝丝入扣，终能取得卓效。在补肾的同时，往往同其他方法有机结合起来，形成补肾解毒法、补肾通络法、补肾化痰法、补肾活血解毒法、补肾化痰通络法等，正确把握扶正和祛邪的辩证关系是取得临床疗效的关键，以达到治愈顽疾的目的。郑教授认为，在诸多的致病及复发的原因中，毒邪是多发性硬化发病及复发的主要病理因素。

（武继涛、李强隆整理）

三、郑绍周谈毒邪致病

“毒”字在中医中的应用十分广泛。如说明病因时有“热毒”“湿毒”“温毒”等，而治疗又有“解毒”“化毒”“以毒攻毒”等。考《说文解字》载：“毒，厚也，害人之草，往往而生”。在古代医药典籍中，毒具有多重含义，或言病邪，或言病证，或言药物，或言治疗等。《内经》中首先提出了寒毒、热毒、湿毒、燥毒、大风苛毒等概念，《素问·五常政大论》说：“少阳在泉，寒毒不生……阳明在泉，湿毒不生……太阴在泉，热毒不生……太阳在泉，燥毒不生。”又说：“大毒治病，十去其六，常毒治病，十去其七。”现代中医学家对毒邪学说不断地丰富和发展，在临床各科领域逐渐扩大其应用，解毒法被广泛应用并取得显著疗效，如各种感染和非感染性疾病、心脑血管病、肾病、红斑狼疮等。同样，郑教授认为，治疗多发性硬化时更不应忽视毒邪理论。

多发性硬化急性发作期多以六淫邪毒侵袭人体，上犯于脑，损害脑髓，气血运行不畅，脑功能失调而肢痿不用；或湿热蕴结，三焦气化不利以致气不化津，津聚成痰，痰热互结，筋脉失养。郑教授指出毒邪除外来之邪侵袭外，亦可见内生之毒。内生之毒由阴阳失衡，脏腑功能和气血运行紊乱，使机体内生理和病理产物不能及时排出，蕴积于体内而化生。内毒多是在疾病过程中产生的，既是病理产物，又是致病因素。《金匮要略心典》中载：“毒”，邪气蕴结不解之谓，湿浊蕴积日久成浊毒，痰湿郁久可成痰毒，瘀血日久为瘀毒，湿热之邪蕴久而成热毒。毒邪从来源上分为外来与内生，从类型上分为浊毒、痰毒、热毒、瘀毒等。毒邪浸淫入络，沿络及督，连及脑络，使肾精上充脑髓之道受遏，髓海亦为其所累，髓海失其“主宰”之能，从而表现出复杂的临床症状。毒损脑髓是多发硬化的重要病机，其尤以湿毒、热毒为突出。各种致病因素蕴蓄日久而成毒，各种毒邪易于互结而胶着难去，往往诱发或加重病情。内生之毒与外毒相合诱发或加重病情。内生之毒蕴内，影响脏腑功能的恢复，使病情反复或迁延不愈。而患者以正虚为本，易受邪侵，亦可引起本病反复发作。故用解毒之法，使外来之毒得以祛除、内生之毒得以清除，促进脏腑功能的恢复，进而达到预防本病复发的目的。

郑教授认为治疗此病，在急性发作期宜以祛邪解毒为主，根据发病季节、患者体质及疾病所处阶段等因素辨证论治，祛邪解毒之中又各有侧重。急性发作期此期以毒邪内盛为主，同时存在肾精不足的因素。根据毒邪的性质分别采用祛风解毒、化湿解毒、清热解毒、化痰解毒等方法。祛风解毒常用荆芥、防风、薄荷、全蝎、蜈蚣等，化湿解毒常用薏苡仁、土茯苓、泽泻、苍术、马鞭草、茵陈蒿等，清热解毒常用射干、重楼、连翘、六月雪、大黄等，化痰解毒常用半夏、胆南星、茯苓、僵蚕等。但是，毒邪往往具有兼夹的特点，在应用时几种解毒方法往往联合应用，才能取得较为满意的临床效果。缓解期治疗的目的是防止复发。毒邪致病“虚虚实实，顽恶深伏”，具有“隐匿性”，毒邪内伏，遇邪即发。郑教授常常叮嘱吾辈，多发性硬化进入缓解期需视患者阴阳失调的表现施巩固方调理善后，避免诱发因素刺激，注重心理调护，减少疾病复发，提高生活质量。在此期郑教授强调扶正祛邪，补肾解毒，调整机体阴阳平衡，截断其恶性虚实转换链，从根本上解决其发生发展的内在因素。因而治疗以滋补肝肾健脾、理气填精生髓，佐以解毒为治则，常选用淫羊藿、肉苁蓉、沙苑子、女贞子、菟丝子等以阳中求阴、阴中求阳，共起填补肾精、扶助肾气之作用，合用党参、白术健脾理气，加僵蚕、重楼、葛根、赤芍等化痰活血解毒。研究表明，这些解毒方法能够较快控制症状，减少激素用量，缩小病灶范围，减轻疾病程度等。

辨证论治是中医的精髓，也是中医治疗多发性硬化的主要手段。郑教授常根据患者临床症状的不同，在补肾解毒的同时，辨证论治、随症加减。如头项及上肢不适，加葛根、羌活、桂枝、桑枝等；腰背部及下肢不适，加续断、狗脊、杜仲、木瓜、牛膝等；眠差，加合欢皮、夜交藤、远志、酸枣仁、珍珠粉等；纳差加焦三仙、鸡内金、砂仁等；腹胀不适加枳实、厚朴、佛手、瓜蒌、炒槟榔等；便秘，加肉苁蓉、当归、决明子等；烦躁加黄连、栀子、莲子心、珍珠粉、煅龙骨、煅牡蛎等；皮肤瘙痒，加地肤子、苦参、徐长卿、蛇床子等。总之，郑教授尤为注重多发性硬化的个体化治疗，并在临床上取得了很好的效果。

（武继涛、李强隆整理）

四、谈郑绍周运用射干麻黄汤经验

射干麻黄汤首见于张仲景《金匮要略·肺痿肺痈咳嗽上气病》“咳而上气，喉中水鸡声，射干麻黄汤主之”，由射干、麻黄、生姜、细辛、紫菀、款冬花、大枣、半夏、五味子九味药组成，可宣肺祛痰、下气止咳。治疗痰饮郁结、气逆喘咳证。

郑教授在长期的临床工作中结合自己临床经验及亲身经历指出：肺系疾病的发生、复发与加重皆与肺的生理病理特点密切相关。肺为华盖，主皮毛而开窍于鼻，凡外邪侵袭人体，不从皮毛而客必由鼻窍而入，故六淫外邪最易侵袭肺卫；又因肺为娇脏，不耐寒热燥湿诸邪之侵，而致宣肃失司。肺为娇脏，不耐寒热，易受外邪侵袭，既易生寒，又易化热。

郑教授认为，肺之寒不仅与外邪性质有关，即肺因感风、寒、暑、湿、燥、火六淫邪气不同，则其证有寒热之别；还可以内因肝火犯肺、痰热壅肺、胃肠蕴热蒸肺、肝肾虚火灼肺、痰瘀化火伤肺等导致肺热证；而痰浊阻肺、水饮伏肺、饮停胸胁等皆因瘀滞过久而化热。另外，肺之寒热亦与人之体质密切相关。大凡阴虚阳盛之体，邪易从阳化热；气虚、阳虚之体，邪易寒化。然而不论风寒、风热，“射干麻黄汤”均可应用。关键点在于生麻黄用量可以根据寒热之偏执酌情加减。

临床所见的射干麻黄汤证极少是单纯典型的风寒证、风热证，或兼杂他证或由于个人体质等影响向他证转化。因此，郑教授指出，重视兼证的出现也是提高疗效的关键。比如喉咙疼较重者，可加重楼以清热止痛；喉咙痒者，西医学考虑为气道高敏反应，可加苦参、白鲜皮以祛风止痒、抑制过敏反应；若患者出现纳差，则可加用砂仁、青皮、陈皮以健脾化痰。若服药后症状改善，但仍有喉咙红，可加用凉血化瘀药，比如忍冬藤、刘寄奴。

以咳嗽为例：郑某，男，22 岁，以“咳嗽 3 天为主诉”就诊。症见：恶寒，无汗，咽痒，咳嗽，咳甚影响睡眠，痰质稀薄，色白，舌苔薄白，无燥象，脉沉细。辨证为风寒袭肺，肺气失宣；给予射干麻黄汤加减。药物如下：射干 9g，麻黄 9g，杏仁 6g，半夏 6g，细辛 3g，干姜 9g，款冬花 6g，甘草 6g。患者服用 2 剂后效果显著，咳即止。方中射干味苦，性寒，归肺经，有宣肺化痰、清热解毒之功效；麻黄味辛、性温，归肺、膀胱经，有发汗解表、宣肺平喘之效，主风寒表实证；杏仁、半夏降逆化痰；干姜上能温肺散寒以化饮，中能温脾运水以绝生痰之源；细辛生浮，可温散风寒；款冬花有止咳化痰、润肺下气之效，多用于治疗新久咳嗽；甘草甘润平和，既可补益肺气，又可祛痰止咳。诸药合用，共奏下气止咳、宣肺祛痰之功。

郑教授指出，中医强调人体“阴阳调和”，即《素问·生气通天论》所谓“阴平阳秘，精神乃治”。郑教授总结自己多年运用射干麻黄汤的临床经验，认为应用射干麻黄汤加减变化可以治疗多数肺系疾病，而具体运用得当，需注意以下几点：

①寒热并用：机体外感风寒之邪不解，入里郁而化热；

或素有内热，复感外寒之邪，导致外寒内热之证。若单用辛温药物以散表寒恐热盛，仅用寒凉药物以清里热恐碍表寒，故治之须寒热并用。

②药量、药味要小：肺为娇脏，一旦被侵犯，治疗当以“治上焦如羽，非轻不举”为原则，用药以轻清、宣散为贵。

③用药疗程宜短：肺叶娇嫩，不耐寒热燥湿诸邪之侵，易虚易实，易寒易热，肺系疾病的寒证和热证转化很快，往往一两日就可变化。

④重视机体变化，调畅气机：辨治肺系疾病时特别重视气机的升降出入变化，无论是肺脏自身疾病的宣降失常，还是肺肾、肺肝、肺胃以及肺肠等脏腑之间的气机失调，其病机总以“肺失宣降通调”为中心环节。

⑤辅以补肾：肺虚久病及肾，以致肺虚不能主气，肾虚不能纳气，故肺系疾病后期要适当佐以补肾药。

（王丹整理）